DE L'ACTION

DES

EAUX D'AIX-EN-SAVOIE

SUR

LA CALORICITÉ ET SUR LA CIRCULATION

RAPPORT MÉDICAL

POUR 1874

PRÉSENTÉ A M. LE MINISTRE DE L'AGRICULTURE ET DU COMMERCE

PAR

M. LE DOCTEUR VIDAL

MÉDECIN INSPECTEUR DE L'ÉTABLISSEMENT THERMAL D'AIX-LES-BAINS (SAVOIE)

CHEVALIER DE LA LÉGION D'HONNEUR

MEMBRE DE LA SOCIÉTÉ D'HYDROLOGIE MÉDICALE DE PARIS, ETC., ETC.

BOURG

IMPRIMERIE PIERRE BARBIER

—

1878

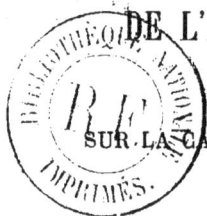

DE L'ACTION DES EAUX D'AIX

EN SAVOIE

SUR LA CALORICITÉ ET SUR LA CIRCULATION

RAPPORT MÉDICAL POUR 1874

PRÉSENTÉ A M. LE MINISTRE DE L'AGRICULTURE ET DU COMMERCE EN 1876

PAR

M. LE Dʳ VIDAL

Médecin inspecteur de l'Etablissement thermal d'Aix-les-Bains (Savoie)

Chevalier de la Légion d'honneur

Membre de la Société d'hydrologie médicale de Paris, etc., etc.

163
le ſo (6)

DE L'ACTION DES EAUX D'AIX

EN SAVOIE

SUR LA CALORICITÉ ET SUR LA CIRCULATION

RAPPORT MÉDICAL

POUR 1874

Sur la proposition qui lui en a été faite par son savant rapporteur, M. Lefort, dans le rapport général fait au nom de la Commission permanente des eaux minérales, adressé à M. le Ministre de l'agriculture et du commerce, sur le service des eaux minérales de la France, lu et adopté dans la séance du 3 avril 1877, l'Académie nationale de médecine de Paris m'a honoré d'un rappel de médaille d'argent pour le Mémoire que je lui ai adressé sous le titre de : *Rapport médical pour l'année 1874, traitant de l'action des eaux d'Aix sur la caloricité et sur la circulation.*

Cette distinction flatteuse m'a déterminé à livrer ce travail à l'impression.

Une telle publicité peut être utile à la station d'Aix, en la faisant mieux connaître ; elle peut l'être à la thérapeutique thermale elle-même.

Cette étude nous conduit, en effet, à examiner la question la plus scientifique qui puisse se poser à l'occasion d'une eau minérale. A quoi doit-elle son action ou sa puissance thérapeutique ? A sa thermalité, à sa minéralisation, à son mode d'emploi ? Cette publication aura peut-être l'avantage de nous aider à isoler l'action des trois éléments, qui contribuent à déterminer les effets des eaux.

L'utilité des études thermométriques, auxquelles je me suis livré depuis quelques années, présentait à Aix un intérêt tout particulier, non-seulement pour arriver à régler les divers degrés de la thermalité, qui tient une place si importante dans l'usage de ces eaux, mais aussi pour en apprécier exactement les résultats et en éviter surtout les inconvénients ; car il y a eu, dans les anciennes méthodes de thérapeutique balnéaire adoptées à ces eaux, de l'exagération et la faveur dont jouissent les nouveaux moyens de traitements, est un aveu tacite de cette exagération.

Si les eaux d'Aix sont plus suivies, si le nombre des malades augmente chaque année dans cette station, devenue française, il faut l'attribuer aux méthodes rationnelles qui ont été employées dans l'administration de ces eaux, qui se sont *civilisées,* comme le disait, avec tant de vérité un maître en thérapeutique et en hydrologie, dans le rapport général de 1866 lu à l'Académie de médecine de Paris.

Voici, à l'appui de ce que nous venons de dire, le nombre des baigneurs qui ont fréquenté les eaux d'Aix pendant les seize dernières années :

Années.	Nombre des baigneurs.	Années.	Nombre des baigneurs
1860	6.326	1869	9.353
1861	7.188	1870	8.190
1862	7.199	1871	9.673
1863	8.144	1872	11.221
1864	8.358	1873	12.005
1865	9.061	1874	12.852
1866	8.640	1875	14.073
1867	9.024	1876	14.164
1868	9.351	1877	15.600

Ce qui a été fait dans cette station, depuis longtemps déjà, au point de vue thérapeutique, constitue une transformation, qu'il est indispensable de connaître et que je m'appliquerai à faire ressortir dans ce rapport.

M. Pidoux, dans son langage vif et saisissant, constatait, avec une grande netteté, cette transformation de la thérapeutique thermale à Aix, dans son rapport général de 1866. Nous en reproduisons le plus important passage : « Autrefois, disait-il, Aix se distinguait par la brutalité primitive et un peu sauvage de ses méthodes de bains, de douches, d'étuves, etc. Il fallait avoir des rhumatismes bien froids et bien lymphatisés, des ankyloses bien inertes, des paralysies bien apathiques, pour ne pas être surmené par ce dosage et ces procédés d'une autre civilisation médicale (N.-B.). Aujourd'hui, la cure est moins aveuglément excitante à tout prix..... Au moyen de ces

N.-B. — Les médications excitante et révulsive étaient seules pratiquées, seules possibles aussi à une époque où Aix ne possédait que des douches chaudes et des étuves, et où l'emmaillotage des malades et la sudation étaient en quelque sorte de rigueur. La sudation était souvent telle, qu'on a pu recueillir jusqu'à 400 grammes de liquide sous le lit d'un malade.

eaux, avec lesquelles on ne savait que faire suer, on révulse, on substitue, on tonifie, on altère, suivant les indications, par un emploi varié des diverses méthodes de traitement et d'administration et par l'usage combiné des eaux voisines de Challes, de Marlioz, de Saint-Simon. Les eaux d'Aix étaient bien dignes de ce progrès ; car Aix-en-Savoie possède les eaux sulfurées les plus abondantes et l'établissement le plus vaste et le plus complet pour l'usage de ces sortes d'eaux.

» M. le Dr Vidal a présenté des aperçus très-justes et très-pratiques sur le rhumatisme froid et atonique, sur l'asthénie en général et sur celle de la peau en particulier. Les rhumatismes, où se trouvent ces caractères sont, en effet, le triomphe des eaux d'Aix. »

Ces considérations remarquables ont été lues il y a 11 ans, au sein de l'Académie de médecine de Paris. Nous pouvons dire aujourd'hui que, loin de vieillir, elles ont acquis un accent de vérité plus frappant encore.

On trouvera peut-être que le rôle que j'ai fait jouer à la thermalité dans l'action des eaux d'Aix est trop capital et que cet élément domine d'une façon trop absolue les deux autres, la minéralisation surtout, qui réclame toujours sa place dans la thérapeutique thermo-minérale ; mais les observations physiologiques et physiologico-pathologiques, qui sont insérées dans ce rapport, démontrent l'importance de la thermalité dans la médication des eaux d'Aix.

La caloricité remplit d'ailleurs un rôle essentiel comme thérapeutique, soit qu'on la prenne isolément, soit qu'on la considère combinée avec les principes minéralisateurs, car elle aussi participe à la composition du médicament que les eaux constituent. Il m'a donc semblé que, dans une station comme celle d'Aix, où la thermalité est aussi prépondérante, négliger l'observation thermométrique, serait se priver d'une source féconde de renseignements et repousser les éléments les plus certains d'appréciation pour le diagnostic, pour le prognostic et pour la thérapeutique rationnelle.

L'état du pouls et l'état de la langue sont loin de suffire, en effet, pour permettre de donner une direction sûre pendant la cure thermale, d'en suivre avec exactitude les différentes phases, d'en assigner la durée précise et d'en prévoir les effets consécutifs immédiats ou éloignés ; ils laissent le médecin dans le doute et dans une appréhension continuelle.

Mes observations ont donc été faites simultanément sur la chaleur animale et sur la circulation du sang, afin de pouvoir mieux déterminer, par un examen comparatif, ce qui ressort de l'étude de ces deux grands moyens de contrôle pendant une cure thermale, et j'ai suivi les variations du pouls avec autant d'exactitude que celles de la caloricité.

Ces observations ont été recueillies pendant les saisons de 1874 et de 1875 :

1° Sur 21 employés de l'Etablissement thermal d'Aix, affectés au service des douches en qualité de doucheurs, ou de doucheuses, ou au service des bains de piscine en qualité de baigneuses , donnant des leçons de natation. Ces employés vivent une partie de la journée dans l'eau minérale et respirent les émanations sulfureuses, qui s'en dégagent abondamment ;

2° Sur dix malades.

Ces observations ont donc été faites sur des sujets sains et sur des sujets malades. Elles ne sont pas assez nombreuses pour devenir concluantes et entraîner une conviction absolue ; mais elles sont suffisantes pour encourager les observateurs intelligents et les médecins studieux ; elles seront du reste continuées, car elles contribuent à déterminer l'action physiologique et l'action physiologico-pathologique des eaux d'Aix.

Les observations, prises sur les employés des thermes, l'ont été de dix en dix jours et pendant toute la saison thermale, c'est-à-dire pendant cinq mois.

Celles qui ont été faites sur les malades, l'ont été journellement pendant la durée du traitement et quelquefois ultérieurement, lorsque cela a été possible, afin de pouvoir apprécier les effets consécutifs des eaux, qui sont si souvent invoqués dans la thérapeutique thermale et qui sont si peu connus.

L'action des eaux d'Aix sur la circulation est bien différente de ce qu'on pense généralement, et cependant il suffit d'avoir suivi attentivement des malades, pendant quelques années seulement à ces eaux, pour être fixé sur cette action physiologico-pathologique si sensible et si capitale. Dans un rapport publié en 1851 sur le traitement du rhumatisme articulaire et de l'endocardite rhumatismale par les eaux d'Aix, j'ai déjà attiré l'attention des médecins sur l'action de ces eaux sur la circulation. Les effets que j'ai observés à cette époque, sont identiques à ceux qui ont été observés plus tard et que je signale encore aujourd'hui :

1° M. Pétrequin, à la suite d'expériences faites sur lui-même et auxquelles j'ai eu l'avantage de prendre part, touchant l'action des eaux d'Aix sur la caloricité et sur la circulation, les a reconnus et publiés (1852) ;

2° MM. Gerdy et Doyon, de leur côté, les ont observés aux eaux d'Uriage ,

3° Le docteur Lambron les a observés aux eaux de Bagnères-de-Luchon ;

4° Et M. le docteur Armieux, aux eaux de Barèges.

Les explications, qui ont été données de ces effets, ont été tirées des connaissances que nous fournissent la physiologie expérimentale et la chimie moderne. Je chercherai mes explications dans l'action physiologique des eaux seulement, sans tenir un aussi grand compte de l'action chimique, quoiqu'elle constitue un phénomène particulier, propre à certaines eaux sulfureuses, en raison de l'action de l'hydrogène sulfuré sur l'organe pulmonaire.

Il y a du reste, ainsi que le dit M. Le Bret, dans ses réflexions à propos des travaux de M. le docteur Armieux à Barèges, entre les effets de sédation du pouls très-nettement observés et les phénomènes d'excitation que l'application des eaux sulfureuses détermine chaque jour, il y a un inconnu physiologique à dégager et ce serait anticiper ou s'égarer dans les hypothèses, que de baser, dès à présent, une théorie médicale sur les recherches, d'ailleurs si remarquables de M. Armieux. Quant à considérer les eaux de Barèges comme simplement alcalines, agissant en conséquence sur l'économie à la manière des médicaments alcalins, M. Le Bret déclare garder encore plus de réserves, si c'est possible.

Je comparerai, dans ce rapport, les résultats de l'action des eaux d'Aix sur la circulation, avec ceux qui sont fournis par le thermomètre sur la caloricité, et l'on verra que ce ne sont pas deux effets parallèles et réguliers que j'aurai à faire connaître dans cette nouvelle étude des eaux d'Aix : ce sont au contraire deux effets en quelque sorte opposés, c'est-à-dire, qu'à mesure que la caloricité animale s'élèvera, il nous arrivera presque toujours d'observer de la sédation dans le pouls, de telle sorte que l'élévation de la température animale ne nous indiquera pas toujours une excitation de l'économie, dont la circulation doive ressentir, en quelque sorte, le contre-coup. Les eaux d'Aix amèneront souvent, pendant ou après leur usage, une sédation manifeste, quelquefois même une dépression du pouls, en même temps qu'une élévation de la caloricité.

J'aborderai, chemin faisant, l'explication de ces effets, opposés en apparence seulement, de l'action excitante et sédative en même temps, que M. Lambron compare à celle du sulfate de quinine ou du café, eu égard à leur influence probable sur les nerfs des vaso-vasorum, que M. Gerdy attribue au calorique considéré isolément et produisant la dépression du pouls. La sédation, qui est souvent imprimée à la circulation pendant une cure thermale faite aux eaux d'Aix, ne nous éclaire pas suffisamment sur les transformations que subit l'économie animale pendant la cure et sur les modifications qu'il convient souvent d'y apporter. Mais nous demanderons à la caloricité et au thermomètre les explications que ne peut pas nous fournir le pouls.

A mesure que le thermomètre s'abaissera, on verra généralement le pouls se déprimer et s'accélérer. A mesure que le thermomètre s'élèvera, on verra par contre, le pouls et s'élever et se ralentir ; les observations insérées dans ce rapport nous affirmeront l'exactitude de cette double loi.

Suivant le mode de traitement que le médecin aura adopté, suivant la température à laquelle il soumettra le malade pendant la cure, l'action des eaux d'Aix sera donc excitante et spoliatrice ou substitutive et tonique. L'accé-

lération du pouls et l'abaissement de la caloricité seront
le fait de sudations répétées, à la suite de températures
trop élevées ; la sédation du pouls et l'élévation de la
caloricité résulteront de l'action des températures plus
basses dont on aura fait usage, pendant la cure thermale.

Si 'le sang, véhicule des matériaux de la nutrition, est
pauvre, il devra couler plus rapidement pour apporter
dans les tissus les matériaux nécessaires à leur rénovation
et à la stimulation des diverses fonctions ; mais, s'il est plus
riche, il reprendra son cours plus calme, pour atteindre
son but.

Il n'y a donc pas contradiction, ou du moins elle n'est
qu'apparente, entre la stimulation générale des fonctions
de nutrition provoquée par la médication thermo-minérale
et la sédation de la circulation, qui accompagne cette
médication.

L'état sthénique ou asthénique, comme les diverses
manifestations diathésiques elles-mêmes, devront régler
l'emploi de ces méthodes dont les effets, comme on le voit,
seront diamétralement opposés. La sédation du pouls
sera, en effet, produite par l'excitation thermale elle-même,
quand celle-ci sera modérée et qu'elle aura pour résultat
de relever un organisme affaibli, ainsi qu'on en trouve
si souvent aux eaux minérales, qui ne sont peuplées que
d'anémiques. Il y aura alors élévation de la caloricité et
il se produira un effet tonique. L'accélération du pouls se
manifestera quand, en face d'un état fluxionnaire apparent,
l'économie qu'on voudra soumettre à des sudations répétées, se trouvera déjà débilitée par une diathèse profonde.
Loin de réclamer une spoliation, il convient alors d'appliquer au sujet, l'action tonique que produisent les eaux
d'Aix, suivant le degré de thermalité auquel on les applique.

Ainsi donc :

1° L'élévation du pouls et de la température sera la fièvre, avec ses caractères inflammatoires ; 2° l'élévation du pouls et l'abaissement de la température seront la fièvre thermale, avec son cachet de nervosisme et de dégradation ; 3° l'abaissement ou la sédation du pouls et l'élévation de la température, seront le retour à l'équilibre normal, à la santé.

Action physiologique des eaux d'Aix sur les doucheurs, les doucheuses et les baigneuses employés au service de l'Établissement thermal.

Les employés du service thermal sont soumis aux mêmes conditions de thermalité et de minéralisation que les malades auxquels ils prodiguent leurs soins chaque jour, pendant un temps prolongé. L'étude de l'action physiologique des eaux sur ces sujets parfaitement sains ne manquera pas de nous éclairer sur les effets de ces deux éléments de la médication minéro-thermale. Le massage revêt un caractère plus actif chez celui qui le pratique, que chez celui qui en est l'objet. Cet élément, l'élément professionnel pour le doucheur ou le baigneur, sera-t-il de nature à masquer l'action des deux autres ? En un mot, le séjour prolongé jusqu'à huit heures consécutives pendant plusieurs semaines dans le bain, dans la douche ou dans l'étuve, peut-il être dissimulé et disparaître en quelque sorte, sous l'action des sueurs profuses qui résultent d'une grande activité professionnelle ?

Cette première étude va nous aider à déterminer la part qui peut être attribuée à chacun des éléments constitutifs de la médication thermale d'Aix.

Observations faites sur les employés en 1874.

1° SUR LES DOUCHEURS.

Le pouls a été examiné attentivement entre 9 et 10 heures du matin, en même temps que les températures ont été prises sous l'aisselle, avec le thermomètre ordinaire des hôpitaux à 10 divisions, pendant 8 minutes environ. Les sujets étaient levés depuis 2, 3 ou 4 heures du matin ; ils avaient douché quelquefois jusqu'à 25 malades, d'autres fois 4 ou 5 seulement ; ils avaient bu un peu de café et de vin. Le premier jour, le 10 mai, j'ai pris la température normale et l'état du pouls, avant tout traitement thermal.

1° ÉTAT DU POULS.

Les employés de l'Etablissement thermal d'Aix qui sont affectés au service des douches et des étuves, respirent les mêmes émanations sulfureuses que les malades auxquels ils prodiguent leurs soins assidus; ils sont soumis aux mêmes températures ambiantes. Les fatigues professionnelles du massage entretiennent, chez eux, des sueurs abondantes, pendant toute la saison. Il leur arrive quelquefois de doucher jusqu'à 25 et 30 malades dans la matinée, qui commence entre deux et trois heures du matin et qui finit à onze heures. Ils administrent ainsi plus de douches dans une matinée qu'un malade n'en prend pendant toute la saison thermale, et chaque doucheur peut arriver à donner jusqu'à 1,800 à 2,000 douches, du mois de mai au mois d'octobre. Tous les muscles sont mis en jeu par cette gymnastique, qui varie avec chaque malade et avec chaque prescription médicale, qui nécessite beaucoup de soins et d'attention. On sait qu'elle consiste à prendre séparément les muscles et les principales jointures, à les masser, à frictionner les grandes surfaces thoraciques, abdominales, dorsales, lombaires; enfin la pratique s'achève par une assistance non moins complète pour le séchage et l'emmaillotage du malade. Malgré ces soins multipliés et ces fatigues, qui ne sont pas inférieures à celles du douché, on constate généralement une élévation de la caloricité et un ralentissement du pouls chez les employés du service thermal affectés aux douches.

Chez le doucheur J..., par exemple, il y a 32 pulsations de moins à la fin de 1874 et, 8 à la fin de 1875. Il y en 24 de moins, chez le doucheur Ru.. en 1874 et, 8 en 1875. Ces deux doucheurs sont affectés au service de la douche et de l'étuve, soubassement n° 2.

Il y en a 20 de moins chez le doucheur R... en 1874 et 4, en 1875.

Il y en a 10 de moins chez le doucheur G..., en 1874, 12, en 1875.

Chez son compagnon de douche M. E..., chez qui les mouvements du cœur se régularisent en même temps, il y a 12 pulsations de moins, à la fin de 1874.

Chez les doucheuses R..., D..., A..., il y a de 12 à 16 pulsations de moins à la fin de la saison.

La température du cabinet ne paraît pas exercer une influence sensible sur le pouls ; cependant son abaissement est plus sensible encore chez les doucheurs affectés au service des étuves et des douches chaudes, que chez les autres.

Il n'y a eu un peu d'élévation dans le pouls, que chez le doucheur C..., qui a eu 8 pulsations de plus à la fin qu'au début de la saison, et chez la doucheuse C..., qui a eu 4 pulsations de plus en 1874 et 24 de moins en 1875.

Chez les doucheurs G. et M. et chez les doucheuses M. et D. l'état du pouls est le même à la fin et au commencement de la saison, après avoir subi des variations assez sensibles après la sixième, la huitième, la douzième ou la quatorzième semaine, c'est-à-dire, après les premières fatigues et les premières chaleurs dont ils se ressentent généralement ; comme après le coup de feu : du 15 juillet aux premiers jours d'août.

Chez C..., baigneuse de la grande piscine, il y a 40 pulsations de plus à la fin de 1874 et 8 de moins en 1875 ; mais l'état de cette baigneuse, dont le pouls est habituellement à 120 pulsations, constitue une véritable anomalie dont je ne dois pas tenir compte ; car elle jouit en même temps d'une santé excellente : elle a de l'embonpoint, l'appétit est régulier, le sommeil est excellent, toutes les fonctions sont normales.

L'autre baigneuse P. présente aussi une grande activité circulatoire; elle a souvent le pouls à 100 pulsations.

2° TEMPÉRATURES.

Chez les hommes, il y en a trois chez qui la caloricité est restée la même; deux, chez lesquels elle a diminué de 3 et de 8/10mes et quatre chez lesquels elle a augmenté de 1, 2, 5 et 8/10mes et un degré 1/2. En 1875, il y a eu deux faibles augmentations et deux faibles diminutions.

Chez les femmes, il n'y a eu d'abaissement chez aucune. Chez la doucheuse D., la caloricité de la fin de la saison est la même que celle du commencement, après avoir peu varié pendant la saison. Chez les dix autres, il y a eu augmentation de 2, 3 et 4/10mes de degré, de 1 degré 6/10mes 1 degré 8/10mes, et enfin chez la doucheuse B., 2 degrés 1/2.

En 1875, chez trois d'entre elles, état semblable au début et à la fin; chez trois autres, faible augmentation à la fin de la saison.

Chez les femmes, la caloricité a été plus sensiblement augmentée que chez les hommes: il faut l'attribuer au repos qu'elles prennent généralement dans le jour, aux transpirations moins abondantes par conséquent, à tous les soins hygiéniques, à une meilleure alimentation et à un régime plus régulier.

N'a-t-on pas lieu d'être surpris en voyant que, malgré les fatigues excessives auxquelles sont soumis les employés affectés au service des douches, on observe constamment à la fin de la saison thermale, une élévation de la caloricité

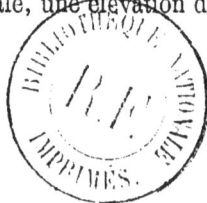

2

et une sédation du pouls, au lieu de rencontrer un abaissement de la caloricité et une accélération de la circulation?

La plupart des auteurs qui ont écrit sur les eaux minérales ne nous disent-ils pas que les eaux d'Aix ont pour effet d'accélérer la circulation ?

M. Le Bret seul a évité cette erreur, dans son excellent Manuel médical des eaux minérales.

Nos doucheurs sont alertes et dispos ; le plus grand nombre se livre encore dans la journée à des travaux agricoles pénibles, et rien ne trahit chez eux, ni immédiament, ni consécutivement à la cure, la moindre fatigue physique, le plus léger dépérissement ; tout au plus ont-ils, la première année de leur service, un peu de fièvre thermale, qui est combattue avantageusement par le quinquina ou le sulfate de quinine. Ils présentent, au contraire, tous les signes de la santé et du calme dans le système nerveux général, et ce grand régularisateur des fonctions de l'organisme, qui assure au corps des températures normales, paraît toujours chez eux dans un état satisfaisant.

M. Beni-Barbe, ne tenant compte que de la thermalité, a donné l'explication suivante de ce phénomène physiologique, dans son remarquable Traité théorique et pratique d'hydrothérapie, publié en 1874, page 79, à l'occasion de l'influence de la chaleur sur le système musculaire : « Ce qui semble prouver, dit-il, que l'usage prolongé de la chaleur n'épuise pas la force musculaire, c'est que tous les baigneurs d'Aix, qui sont continuellement exposés à une chaleur assez grande, sont bien portants et conservent toutes leurs forces. Il est vrai qu'on peut expliquer ce fait en disant que le mouvement de désassimilation, qui se produit lorsqu'ils sont soumis à une forte température, amène chez eux, lorsqu'ils y sont soustraits, un mouvement en sens contraire et que cet échange forcé de substance est une condition de leur bonne constitution. »

En donnant cette explication, le savant hydropathe a vu, dans les alternatives de désassimilation et d'assimilation auxquelles il fait allusion, une sorte d'entraînement et une dépuration, qui a pour résultat d'amener et d'entretenir une nutrition plus parfaite chez les baigneurs d'Aix.

Cette explication est vraie. Il est exact de dire que, sous l'influence de ces transpirations abondantes, de ces exercices corporels prolongés, la nutrition est meilleure chez nos employés que dans les conditions ordinaires.

N'en est-il pas ainsi chez les sujets sains qui se livrent aux exercices corporels violents : la gymnastique, la chasse, l'équitation, etc., etc.? Toutes les fois qu'une déperdition se produit, la réparation est plus active.

Mais, à l'état pathologique, il n'en sera pas de même et on sera toujours arrêté par quelque trouble viscéral, qui deviendra un obstacle absolu à cet entraînement.

L'explication donnée par M. Beni-Barbe répond à l'action du calorique auquel le baigneur d'Aix est soumis, sans tenir compte du massage, que nous avons à considérer.

Pour se rendre un compte exact de l'influence professionnelle sur le doucheur, il faut comparer les exercices auxquels il se livre à ceux d'un gymnaste. On a divisé en trois ordres les mouvements du gymnaste. Sans m'arrêter aux théories nombreuses qui ont été émises à l'occasion des exercices gymnastiques, je crois que les mouvements auxquels se livre le doucheur d'Aix peuvent être classés parmi les mouvements passifs, actifs ou excentriques dans lesquels le gymnaste fait subir aux membres des déplacements, contre lesquels le patient lutte, en faisant contracter ses muscles. Il met en jeu tous les muscles de son corps, en faisant exécuter aux membres du malade des mouvements artificiels variés, qui sont quelquefois rendus difficiles, surtout dans le traitement des roideurs articulaires et musculaires, des ankyloses, etc.; en pétrissant les muscles et en multipliant les soins de toutes espèces, pendant un temps souvent assez prolongé. Or, les physiologistes, s'aidant des recherches les plus récentes de la science moderne, affirment que les mouvements passifs, actifs ou excentriques, ont une action éminemment artérialisante, activent la nutrition et mettent en jeu l'activité des muscles.

M. Claude Bernard nous enseigne que les muscles ont une action puissante sur l'hématose et que le sang veineux d'un muscle en travail devient subitement noir et ne contient plus d'oxygène, tandis que le sang d'un muscle en repos ressemble à du sang artériel. Le travail musculaire use donc une grande quantité d'oxygène et pourtant il n'occasionne qu'une faible dépense pour l'organisme...

Mais on sait aussi que le travail musculaire n'use pas de corpuscules albuminoïdes et que la trame organique des muscles n'est pas détruite pendant ce travail. La fatigue musculaire n'augmente pas la sécrétion de l'urée.

La nutrition devenant plus active et les déperditions n'étant point aussi grandes qu'on pourrait le croire, il devient aisé d'expliquer le phénomène de tonicité, que nous observons chez les sujets sains qui ont été soumis à nos observations. Les forces d'assimilation l'emportent sur les forces de désassimilation. Nous ne pensons pas que la minéralisation elle-même puisse combattre ou annihiler ce double résultat. Le soufre n'est-il pas considéré, par les thérapeutistes les plus autorisés, comme un stimulant général et un tonique ?

La sédation, que nous avons observée dans le pouls, chez presque tous nos sujets, n'est point évidemment le fait d'une sédation directe ; elle résulte, au contraire, de l'action tonique ou excitante elle-même, qui nous est venue en aide, pour lutter contre l'action désassimilante que nous aurions à redouter, à la suite des transpirations abondantes et des fatigues de la saison, qui n'auraient pas manqué, sans cela, de produire de la débilité, de la surexcitation, de l'accélération dans le pouls et de la fièvre.

OBSERVATIONS FAITES SUR LES MALADES.

1° OBSERVATIONS DU PROFESSEUR PÉTREQUIN DE LYON.

En 1852, Pétrequin, qui était aux eaux d'Aix pour combattre une affection rhumatismale chronique, s'est livré, dans le cours de son traitement, à des recherches pleines d'intérêt sur les modifications que subissaient la caloricité et la circulation, sous l'influence des eaux. J'ai eu l'avantage d'assister le chirurgien en chef de l'Hôtel-Dieu de Lyon dans ses expériences. J'ai été témoin de la sévérité avec laquelle elles ont été faites. Je suis d'autant plus heureux de placer en tête de ce travail l'observation de Pétrequin, qu'elle est la seule qui ait été publiée touchant l'action des eaux d'Aix sur la caloricité et sur la circulation. Elle confirme les réflexions que j'ai publiées l'année précédente, en 1851, sur l'abaissement du pouls pendant la cure thermale d'Aix.

Tableau fait par M. Pétrequin.

Prolégomènes, préexistence de douleurs rhumatismales vagues dans les mains, le deltoïdes, le scapulum, etc.; divers lombagos; plusieurs torticolis passagers; fluxic rhumatismale pleuro-dynique aiguë, en 1850; sciatique à droite, en mars 1851, etc — Disposition aux refroidissements.

Le calorique est noté avec un thermomètre centigrade; la chaleur animale a été ap préciée en plaçant le thermomètre dans l'aisselle; les douches et bains de vapeur o été de quinze à seize minutes, et les grands bains d'une heure.

DATE Juin 1851	NATURE de L'EXERCICE.	TEMPÉRATURE				NOMBRE DE PULSATIONS				TEMPS.	OBSERVATIONS
		extérieure.	de la salle ou du bain.	DU CORPS		avant.	après				
				avant	après		bain ou dou-che.	Ecossaise.	Réaction.		
10	Gᵈ bain.	24	34	»	»	»	»	»	»	Electrique.	Gᵈ bain mal support
11	Bain vap. s.	22	34	37	38	120	120	0	84	Beau temps.	Maillot 1/2 heure; su tion médiocre.
12	Id.	23	34	37	39	86	118	0	70	Id.	Id.
13	Id.	21	36	37	»	80	116	0	68	Id.	Id. *suda abondante.*
14	Id.	22	36	37	39 1/2	84	128	0	70	Electrique.	Maillot pénible; *suda très-abondante.*
15	Gᵈ bain.	22	35	37	37	70	72	0	0	Beau temps.	Gᵈ bain bien support
16	Bain vap. s.	19	35	36 1/2	39 1/2	74	112	0	60	Id	*Sudation abondante.*
17	Id.	23	35	36	38	75	128	0	70	Temps couvᵉʳᵗ	Maillot pénible.
18	Douche prᶜᵉ	18	32	36	38	72	100	0	60	Temps beau.	Réaction douce.
19	Id.	17	33	36	38	88	140	0	60	Id.	Venu vite au bain.
20	Bain vap. s.	20	36	37	39 1/3	80	128	0	70	Id.	Réaction et *sudatio*
21	Id.	20	35 1/4	36 1/3	39 1/4	76	132	0	68	Id.	Id.
22	Piscine.	24	35	»	»	»	»	»	»	Temps couvᵛʳᵗ	Bain bien supporté.
23	Douche écosᵉ	21	32	36	39	76	120	144	66	Pluie.	Raideurs; 4 paniers 21, 18 et 16.
24	Id.	17	31	35 3/4	38 2/3	76	120	144	62	T. incⁱⁿ, frais	4 paniers à 24, 20, raideurs.
25	Id.	16	30	35 1/2	38 2/3	74	126	140	60	Beau temps.	5 paniers à 24, 22, 20 18; raideurs moin
26	Id.	18	31	36	39	74	126	124	66	Id.	6 paniers; pas de deurs.
27	Id.	22	30	36	38	72	126	92	62	Temps chaud	8 paniers; peu de r tion, sans sueur.

En résumé, M. Pétrequin a pris, pendant la durée de cette cure thermale appliquée au traitement d'un rhumatisme musculaire et fibreux, quatorze douches et quatre bains, et il s'est livré à d'abondantes sudations par l'emmaillotage après la douche. Le nombre de douches a dépassé de beaucoup celui des bains, puisqu'il y a eu quatorze douches et quatre bains, et le bain, dont la durée était d'une heure, a toujours produit un sentiment de lassitude.

La cure a été spoliatrice. Le malade avait, à son départ, un degré de caloricité de moins qu'à son arrivée. Mais la sédation, obtenue par le bain de vapeur, a été manifeste, car le pouls est tombé de 120 à 60 pulsations, au 5ᵉ bain de vapeur.

La douche écossaise a produit de l'excitation avec quatre paniers d'eau froide ; elle a semblé tempérante avec six paniers et tout à fait sédative avec huit paniers.

Le mode de traitement, suivi par le chirurgien lyonnais, à une époque où l'emmaillotage après la douche et où les grandes sudations étaient généralement recherchées, recevrait-il encore l'approbation de ses collègues ?... Le résultat n'a répondu que très-imparfaitement à leurs espérances ; M. Pétrequin demandait aux eaux d'Aix une action reconstituante et tonique ; il n'était pas seulement victime de l'action débilitante de la diathèse rhumatismale, il était aussi la victime d'une vie de travail.

2ᵉ Observation. M. de Quatrefages.

L'observation suivante a été prise par M. de Quatrefages sur lui-même, à la demande que je lui en ai faite en 1874, 1875, 1876 et 1877, pendant quatre cures thermales suivies aux eaux d'Aix, dont le professeur du Muséum est devenu un habitué. J'eusse été bien coupable de ne pas profiter d'un concours aussi précieux. Il m'a été accordé avec une bienveillance qui n'a d'égale que ma gratitude pour le savant, qui a bien voulu ainsi donner des bases aussi solides à une étude nouvelle pour cette station thermale.

M. de Quatrefages ne s'est pas contenté d'observer son pouls et sa caloricité, il a observé l'état de sa respiration. Cette dernière étude n'avait jamais été faite aux eaux d'Aix. Mon illustre malade a donc bien voulu observer, chaque matin, pendant vingt-quatre jours consécutifs, avant et après le traitement thermal, l'état de son pouls, sa caloricité, le nombre de ses respirations, à partir du 10 septembre 1874.

M. de Quatrefages venait prendre les eaux d'Aix, comme Pétrequin, pour combattre un rhumatisme musculaire et fibreux constitutionnel, caractérisé surtout par des douleurs intercostales et diaphragmatiques, des lombagos, des douleurs vagues affectant les extrémités supérieures et inférieures.

Le traitement a été fait par séries de trois douches prises dans la division dite du soubassement n° 2, où le massage est pratiqué par deux doucheurs, puis un bain pris le 4° jour comme temps de repos. L'un des doucheurs s'occupe spécialement du massage des extrémités inférieures et de la partie antérieure du corps, pendant que l'autre masse le dos et les épaules et frictionne toute l'épine dorsale, de la nuque au sacrum, et les faces latérales du thorax.

Le malade respirait, pendant tout le temps de la douche et avant la douche, le gaz sulfureux répandu en abondance autour de lui. Il a été soumis la première année (en 1874),

comme Pétrequin, à des sudations relativement trop abondantes ; la durée de la douche était de dix-huit à vingt
minutes. Le massage y était pratiqué avec violence, au point
de lasser les doucheurs, et l'opération était commandée et
dirigée, la plupart du temps, par le patient lui-même, dont
la confiance dans le massage est absolue. La douche écossaise a commencé après le douzième ou quinzième jour de
traitement; la durée du bain était d'une heure. Les observations ont été faites pendant huit à dix minutes, chaque
matin au réveil. L'observateur laissait s'écouler un certain
temps : vingt-cinq à trente minutes, souvent plus, après le
réveil, car ce moment pour lui, comme pour Dugès, amène
une sorte de crise régulière, caractérisée par des borbo-
rigmes et une moiteur plus ou moins prononcée. Le
nombre des respirations, ainsi que la température, n'étaient
constatés que lorsque ce mouvement physiologique était
terminé. Au retour de la douche ou du bain, M. de Quatrefages se couchait et laissait s'écouler au moins une heure
avant de consulter la montre et le thermomètre.

Le chiffre des respirations indique le nombre des respirations correspondantes à autant d'actes respiratoires
complets, inspirations et expirations. Il suffira de les
dédoubler si on veut rentrer dans la manière d'exprimer
ce phénomène adoptée par M. le professeur Bouillaud et
d'autres observateurs.

Tableau de la Caloricité.

Septembre 1874..	10		11		12		13		14		15		16		17		18		19	
Température extérieure	18°5		13°		18°		16°5		15°		14°		14°		14°5		17°		18°	
	avant	après	avant	après	avant	après	avant	après	avant	après	avant	après	avant	après	avant	après	avant	après	avant	après
Température..... Douche écossaise	36.1	36.4	36.	36.1	36.1	36.3	36.5	36.3	36.1	36.	36.	36.3	36.1	36.4	36.	36.1	36.	36.	36.	36.
commencée le 20 sep.	36.	36.2	36.	36.2	36.1	36.1	36.	36.1	36.	36.	36.1	36.	36.	36.2	36.1	36.	36.1	36.1	36.1	36.1

Septembre.......	20	21	22	23	24	25	26	27	28	29
Température extérieure	17.7	15.4	18.	19.	18.	18.	18.	18.	18.	17.

Tableau du Pouls.

	NOMBRE DE PULSATIONS AVANT ET APRÈS L'OPÉRATION.																			
	avant	après	avant	après	avant	après	avant	après	avant	après	avant	après	avant	après	avant	après	avant	après	avant	après
Douche tiède....	66	70	62	64	63	68	70	72	64	66	63	66	68	66	66	65	65	66	65	71
Douche écossaise commencée le 20 sep	64	66	66	66	63	64	64	65	66	»	63	66	65	66	67	66	»	»	64	65

Tableau des Respirations.

15	16	14	14	15	15	14	12	12	14	12	12	12	14	12	14	12	12	14	12	12	14	12

Le thermomètre ne monte pas toujours, comme chez Pétrequin, après la douche ou le bain; il descend quelquefois, surtout quand la sudation a été abondante. Son maximum d'élévation a été 3/10mes de degré une fois, après un bain à 36 degrés, d'une heure.

Après la seconde douche écossaise, il y a abaissement de 2/10mes de degré dans la caloricité. Au 18me jour de traitement, il y a crise prolongée de névralgie intercostale, retour de l'état chronique à l'état sub-aigu. Cette crise, qui nécessite plus de ménagements dans la cure, se dissipe au bout de 48 heures, sans modification sensible dans la caloricité ou le pouls.

Au 20me jour, il y a un peu d'agitation la nuit. Le pouls est, à la fin de la cure, ce qu'il était au début, il marque 66 pulsations; il s'élève une fois seulement à 70 pulsations. Il en a été ainsi pendant les quatre cures faites par M. de Quatrefages; le pouls est resté insensible à l'action des eaux.

Il y a eu, pendant toute cette cure, peu d'écart dans le pouls, dans la caloricité et dans le nombre des respirations. La température, qui était de 36.1 au début, est encore de 36.1 à la fin ; elle monte une seule fois à 36.3 et se maintient entre 36 et 36.1, soit 1/10me de degré.

Le résultat immédiat du traitement a paru être plutôt favorable à M. de Quatrefages; mais trois semaines après les eaux, un anthrax s'est développé au-dessus du deltoïde droit. La durée en a été d'un mois environ. Après cette crise, qui a été longue, pénible, débilitante, la santé s'est de nouveau améliorée. Mais, en somme, le caractère de cette cure a été celui de la cure faite par Pétrequin en 1851 : elle a été sudorifique, spoliatrice, peu favorable en un mot. Il y a eu cependant plus de souplesse dans les articulations, plus d'activité musculaire, l'élément douleur s'est sensiblement amoindri.

En 1875, M. de Quatrefages est revenu aux eaux d'Aix et il a bien voulu renouveler la série de ses observations, en les répétant de 5 en 5 jours, sur la caloricité surtout. Mais le traitement n'a pas été fait dans les mêmes conditions, car au lieu de rechercher, comme la première fois, les sudations abondantes, nous avons voulu les éviter ; le bain a été de 30 minutes au lieu d'une heure. Les douches ont été alternées avec les bains. La température de la douche ou du bain a été de 35 à 36 degrés au lieu de 37. Le massage a été pratiqué avec moins de force. La cure a été moins longue ; elle s'est composée de 9 bains et de 10 douches seulement. La crise thermale de l'année 1874 ayant été plus nuisible que profitable au malade, nous ne devions pas chercher la crise ; il fallait l'éviter. Il n'y a, en effet, de salutaire que les crises qu'on ne demande pas. Celles-ci arrivent spontanément sans être commandées ou préparées par des moyens toujours trop brusques. Elles sont dues aux efforts de l'organisme, à la nature médicatrice elle-même ; elles sont ainsi plus en harmonie avec le degré de résistance vitale elle-même.

Il est vrai de dire que le malade arrivait, cette seconde fois, dans des conditions moins favorables qu'en 1874, où la cure succédait aux congrès de Stockolm et de Lille. Cette année, elle commençait à la suite des fatigues que donnent toujours les travaux de l'année scolaire. Quelques jours de repos seulement passés à Epinal avaient un peu relevé les forces du malade. Mais il était anémique et ne supportait que difficilement la fatigue corporelle ; il montait péniblement ses deux étages, marchait avec difficulté. Une cure faite dans des conditions de haute thermalité, avec sudation, eût été très-nuisible ; elle devait être essentiellement reconstituante et tonique.

Élle a été commencée le 9 septembre.

La température extérieure a été de 18, 19, 20, 17° 9 et de 14° les jours où les observations ont été faites.

Le 9, la caloricité a été de 35° 2, le 16 de 35° 4, le 20 de 35°. 3, le 25 de 35° 6, le 29 de 35° 7.

Nous avons obtenu un demi-degré de caloricité pendant cette seconde cure.

J'ai prié M. de Quatrefages de vouloir bien continuer à Paris les observations immédiatement après la cure thermale. Les voici telles qu'il me les a transmises :

Le 12 octobre suivant, 36° 5 à 4 heures après midi, après une journée de travail passée tranquillement dans son cabinet.

Le 13 octobre, 36° 2 le matin au réveil.

Le 21 octobre, 36° 3 au réveil. Le 1er novembre, 36° 2. Le 2 novembre, 36°. Le 3 novembre, crise de sudation qui dure 15 jours, pendant laquelle l'observation est interrompue.

Les observations sont reprises :

Le 25 décembre, 36° 1. Le 27 décembre, 36° 9 à 3 heures après midi. Le 28 décembre, 36° 2 au réveil. Le 29 décembre, 36° 4.

Nous avons donc gagné plus d'un degré, si nous comparons cette température à la température du 9 septembre 1875. Le pouls est resté ce qu'il était en 1874.

En 1875, le traitement n'a donc pas été dirigé, en vue d'une crise, à la peau. Les sollicitations thermales y ont été moins vives. Le malade a pourtant eu sa crise quelques semaines après la cure ; mais, après cette crise bénigne et favorable, il a repris ses forces et il a pu marcher pendant trois heures consécutives sans fatigue. Les fonctions digestives toujours faibles, languissantes, se sont relevées. L'appétit est devenu excellent et plus régulier qu'en 1874, les digestions parfaites, la paresse intestinale, qui est la maladie des gens de cabinet livrés aux études sérieuses, a disparu. En somme, la seconde saison passée à Aix, le traitement tonique et reconstituant, qui y a été suivi, a été infiniment plus favorable que le précédent, lequel avait amené, à la suite, une de ces crises qu'il faut toujours redouter, car elles sont le résultat de pratiques thermales exagérées, et il est difficile d'en calculer les suites et la gravité.

3me Saison.

M. de Quatrefages a fait une 3me saison aux eaux d'Aix en 1876. Les conditions de température extérieure, qui étaient bonnes en 1874, excellentes en 1875, ont été excellentes aussi en 1876; elle s'est maintenue entre 18 et 23 degrés cent. (L'automne est généralement très-beau dans notre station thermale et les traitements y sont favorables, parce qu'il est plus facile et plus agréable que dans tout autre temps de se livrer aux exercices du corps et à la marche prolongée.)

Cette année, les températures ont été prises sous l'aisselle et sous la langue avec un thermomètre à maxima.

Pensant être plus agréable à ceux qui liront cette observation, je laisserai parler ici le savant lui-même :

« La première expérience a été faite le 13 septembre. La durée en a été de 20 minutes. Les températures ont été prises au lit, une demi-heure après le réveil, comme les années précédentes, dans des conditions excellentes. Le sommeil avait été calme, je ne sentais ni chaleur exagérée, ni sueur. Température extérieure, 13°; température de l'aisselle, 35°; température buccale 36° 50 ; pouls, 66 p.

» 18 septembre. — Temp. ext., 17° 8 ; aisselle, 35° 8 ; bucc., 36° 78 ; pouls, 66. Cette expérience a été faite dans d'excellentes conditions de bien-être actuel au moment de l'expérience. Mais le jour même où M. Vidal m'avait engagé à suspendre bain et douche pendant deux jours, cette suspension était motivée par un sentiment de fatigue et de faiblesse musculaire ; le pouls avait donné 69 pulsations la veille.

» 26 septembre. — Temp. ext., 14° 8 ; aisselle, 35° 79 ; bucc., 36° 41, 36° 38. J'ai répété l'observation de la bouche pour plus de sûreté ; la différence de 0,03 est insignifiante ; peut-être s'explique-t-elle par une salivation plus abondante qui s'est produite vers la fin de l'expérience.

» 30 septembre. — Temp. ext., 16°; aisselle, 35° 79 ; bucc., 36° 41 ; pouls, 38.

» Je suis encore d'une manière marquée dans la période où le traitement réveille toutes les douleurs qu'il doit éteindre plus tard. Les impatiences musculaires, que réveille le premier sommeil, sont quelquefois pénibles. Comme toujours, elles sont soulagées immédiatement par une pression même légère et disparaissent sur un point, pour se montrer ailleurs. Je me fais doucher moins fortement et moins longtemps.

» 6 octobre. — Temp. ext., 13 ; aisselle, 36° 60 ; bucc., 36° 33 ; pouls, 66.

» Cet abaissement de la caloricité s'est manifesté à la suite d'une petite crise de diarrhée bilieuse, qui a été suivie d'une purgation par l'eau de Birmenstorff. Je me suis mis à la diète. Je n'ai pris ce jour-là ni douche, ni piscine ; la diarrhée a continué encore le lendemain de la purgation. Nouvelle suspension du traitement. Le jour suivant, j'ai pris une douche le matin et j'ai fait dans l'après-midi l'ascension du rocher Saint-Victor. J'ai eu, pendant cette course de 4 heures, une transpiration très-abondante.

» 7 octobre. — Temp. ext., 14° 8 ; aisselle, 35° 89 ; bucc., 36° 23 ; pouls, 68.

» L'élévation subite de la caloricité est due peut-être à l'exercice fait hier sous un soleil ardent. La promenade ne m'a pas laissé de fatigue et j'ai fait une course de deux heures le lendemain.

» Huit octobre. — Température extérieure 15,8, aisselle 35,89, bucc. 35,88, p. 66.

» Ces observations ont été continuées après le traitement, à Paris.

» Elles ont donné le résultat suivant :

12 octobre.	Temp. prise au lit : aiss.	36,86,	bucc,	36, 3
—	— prise dans l'ap.-midi	36,88	—	36, 4
25 octobre.	— prise au lit aiss.	36,82	—	36, 4
—	— après-midi —	36,85	—	36, 6
15 novembre.	— prise au lit —	36,85	—	36, 7
—	— après-midi —	36,87	—	36, 6
22 novembre.	— prise au lit —	36,87	—	36, 7
—	— après-midi —	36, 9	—	36, 8
30 décembre.	— — —	37, »	—	36,85

» Le résultat s'accuse nettement, en ce qui concerne la caloricité obtenue au moyen du thermomètre placé sous l'aisselle. J'ai atteint finalement, cette année, à peu près le même degré de température que l'an dernier, si mes souvenirs ne me trompent. Mais au lieu d'arriver au chiffre de 36.1, peu de jours après mon retour à Paris, ce n'est que graduellement et d'une façon qui doit avoir été presque régulière, que je me suis élevé jusque-là. L'année dernière, cette élévation de la température se manifesta beaucoup plus brusquement.

» Il me paraît assez vraisemblable d'attribuer à la lenteur de ce progrès le fait que je n'ai pas eu cette année à subir une de ces crises si pénibles qui, dans les deux années précédentes, avaient dû nuire singulièrement aux bons effets du traitement. Depuis longtemps, ma santé n'avait été aussi régulièrement bonne. En particulier, la vigueur musculaire acquise en parcourant les environs d'Aix, s'est conservée et peut-être accrue. Je fais, sans la moindre fatigue, des courses qui, l'an dernier, me paraissaient pénibles et devant lesquelles je reculais souvent. Il y a une dizaine de jours, j'ai fait à pied entre treize et quatorze kilomètres, ne m'étant reposé qu'une demi-heure chez des amis.

» Je suis très-porté à penser que je dois ces excellents résultats aux modifications apportées à mon traitement. Devenu plus tonique et moins stimulant, il a produit ses effets plus lentement, mais d'une façon plus durable.

» Le rhumatisme n'a pas disparu entièrement, cela va sans dire. Mais il m'a laissé parfois des séries de jours où je le sentais à peine. Les impatiences ont presque cessé. En ce moment, les douleurs sont un peu réveillées dans les tissus fibreux de la région sacro-lombaire. Mais peut-être cette recrudescence de la maladie tient-elle en partie au temps humide du moment. En somme, le traitement de cette année m'a été des plus salutaires. Je me confirme dans la pensée qu'on obtient la température d'une façon plus sûre sous l'aisselle que dans la bouche, à la condition de ne pas être en moiteur au moment de l'expérience. »

3

Cette intéressante observation, prise avec tant de soin et de précision par le savant qui en a été le sujet, nous démontre en effet que la température buccale n'a pas suivi le mouvement d'élévation de la température cutanée ou périphérique.

Cela veut-il dire que la caloricité seule du tégument externe subit un mouvement d'élévation, sous l'influence des eaux d'Aix et que la caloricité réelle du corps n'y participe pas? Quoi qu'il en soit, l'organisme tout entier ressent manifestement l'influence de la turgescence rapide et générale, qui s'opère si largement aux eaux d'Aix dans les capillaires de la peau et qui fait que cette surface remplit, avec une excessive énergie, la double fonction d'organe excréteur et de surface respiratoire. Les résultats si satisfaisants de la cure, nous attestent aussi que cet effet physiologique rejaillit sur l'organisme lui-même et que son action n'est ni limitée ni fugace.

M. de Quatrefages a attribué, avec raison, le bon effet des eaux en 1876 à l'absence de la crise thermale, qui lui avait été défavorable après la première cure et qui avait retardé les bons effets de la seconde.

C'est à la médication reconstituante qu'il faut recourir, quand on veut obtenir les effets favorables des eaux d'Aix, dans la forme de rhumatisme que M. de Quatrefages est venu traiter à Aix, car cette forme est entretenue par un certain degré d'anémie et ne cède qu'aux médications toniques.

Lorsque le rhumatisme ne paraît devoir sa persistance qu'à de mauvaises conditions de l'organisme, il demande, en effet, une médication propre à faire prédominer les forces vitales communes. La force d'assimilation surtout a été tellement active après la 4e cure faite en 1877, que M. de Quatrefages a pu constater, avant la fin de cette cure, une augmentation sensible dans le volume et dans la force des membres des extrémités inférieures surtout, et l'hiver qui a suivi cette cure a été le meilleur de tous.

Les thermomètres qui ont servi aux observations faites par M. de Quatrefages en 1874, 1875, 1876, n'ont pas été les mêmes chaque année. On tiendra donc compte d'une différence qui tient à l'instrument lui-même. Les résultats obtenus n'en sont pas moins relativement exacts, puisque ce sont les chiffres de la saison que nous comparons. L'exactitude des thermomètres dont on s'est servi en 1876 a été vérifiée par M. Edmond Becquerel lui-même, qui en a déterminé l'échelle. Il résulte de cette vérification que, en arrivant à Aix, M. de Quatrefages n'avait en réalité que 35° 2, 3 de caloricité, et que le traitement l'a fait monter à 36. Ces chiffres sont ceux des sexagénaires, tel que l'avait déterminé M. Milne Edwards. (V. Longet, T. 11, p. 523.)

Observations du docteur Coffin.

La 3me observation m'a été fournie par un confrère aussi distingué que bienveillant, par M. le Dr Coffin, ancien interne des hôpitaux de Paris, atteint, comme les malades qui font le sujet des observations précédentes, de rhumatisme musculaire et fibreux diathésique aussi, alternant avec une urticaire. M. le Dr Coffin a 60 ans, il est bilieux, a une bonne constitution ; son rhumatisme affecte spécialement le dos, les lombes, les espaces intercostaux, les épaules, etc.

Le traitement a été commencé le 10 août 1874 ; la

douche a été prise, comme chez le malade précédent, dans la division des Princes du soubassement n° 2, avec deux doucheurs, à 36 ou 37 degrés et par séries de 2 douches suivies d'un bain de 30 à 45 minutes le 3me jour. Repos d'une heure au lit après la douche, sans rechercher les sudations, qui, malgré cela, ont été très-abondantes, trop abondantes. Le malade, redoutant l'eau froide, n'a pu être soumis à l'action salutaire de la douche écossaise, qui eût régularisé les fonctions cutanées et diminué les sueurs inopportunes pour celui dont les fatigues professionnelles sont extrêmes et qui est déjà débilité par la diathèse rhumatismale elle-même.

Tableau des Températures et des Pulsations.

1874. Août.	10	11	12	13	14	15	16	17	18	19	20	21	22	23	24	25
	Bain	Douche	Douche	Bain.	D.	D.	B.	D.	D.	B.	D.	D.	B.	D.	D.	B.
Température extérieure.	17	19.5	19	17.5	19.5	16	17	18	20	18.8	18	19.5	18.5	18.8	19.5	18.3
Température prise à 10 h. du matin.	36.2	36.9	36.2	36	36	35.9	36.4	35.9	35.9	35.9	35.9	35.6	35.9	35.7	35.7	36
Pulsations..........	72	70	72	80	76	64	68	72	70	64	68	64	64	64	64	64

Traitement commencé le 10 août, terminé le 24.

La température finale a été de 2/10mes de degré en moins ; elle est allée une seule fois à 36°9 ; elle s'est tenue entre 35.9 et 36°1 ou 2.

Continuation de l'observation après les eaux. Commencée le 4 septembre, finie le 27.

Température extérieure.	16°	16°	12°	12	15	14	13	12	17	16	11	9	11	11	12	12	12	16	16	16	16	12	14	14	16
Température du corps..	35°9	35.9	35.8	35.8	35.7	35.8	35.9	35.7	35.6	35.6	35.8	35.7	35.7	35.7	35.6	35.5	35.5	35.5	35.5	36	36	35.9	35.9	35.8	35.8
Pulsations...	64	64	64	64	60	68	68	64	64	64	64	64	64	64	64	64	64	64	64	64	64	64	64	64

La température a été prise entre 6 et 7 heures du matin ; la durée de l'observation a été de 10 minutes.

On sera frappé, en revenant sur cette observation comme sur l'observation précédente prise en 1874, du peu de réaction que l'on observe à la suite d'un traitement thermal assez actif pourtant, suivi aux eaux d'Aix dont l'action passe pour très-excitante. Au lieu de cette action si souvent redoutée à Aix, il y a dépression, il y a abaissement dans la caloricité, ralentissement dans l'activité du pouls.

Cela tient ici à ce que, dans les deux cas, la sudation a été trop abondante ; le traitement a été spoliateur quand l'état pathologique du sujet réclamait des effets franchement excitants et toniques.

Chez M. de Quatrefages, la contre-épreuve, le traitement de 1875 a mis au jour cette vérité ; chez M. le Dr Coffin, la douche écossaise n'a pas pu être utilisée ; mais une seconde cure plus tiède et plus courte a été suivie en 1875 et elle a donné de meilleurs résultats, car la caloricité s'est élevée de 2/10mes de degré au lieu de s'abaisser à la fin de cette cure moins sudorifique. L'abaissement du pouls a été de 8 pulsations. L'amélioration a été beaucoup plus sensible.

4me Observation. M. S...

M. S... est un gentleman anglais, âgé de 55 ans, d'une forte constitution, chassant, montant à cheval, menant une vie très-active et régulière ; mais suivant un régime très-substantiel. Son tempérament est nervoso-sanguin. Il est atteint de rhumatisme musculaire vague, erratique.

La température a été prise sous l'aisselle tous les jours régulièrement, 2 heures après la douche, après le déjeuner au café au lait, vers 10 heures du matin, pendant 8 minutes.

Le traitement s'est composé de douches au Soubassement

n° 2 (2 doucheurs) avec vapeur avant la douche et une ondée d'eau froide à la fin ; par séries de 2 et un bain le 3me jour, port et sudation après la douche et repos de 2 heures au lit. Le bain a été de 35 minutes à 35 deg. cent. Le massage a été pratiqué avec soin, en faisant exécuter des mouvements artificiels aux membres et aux jointures pendant 15 minutes. M. S... a bu deux verres d'eaux sulfureuses chaque matin. Le traitement, commencé le 19 juin, a fini le 22 juillet sans un seul jour d'interruption ; il a été commencé par un bain.

Tableau de la Température et des Pulsations.

TEMPÉRATURE EXTÉRIEURE du 19 juin au 15 juillet.	PULSA- TIONS.	TEMPÉ- RATURE du CORPS.	OBSERVATIONS.
Juin 1874. Temp,			
19...... 22°	76	36°9	Bain.
20...... 19.5	68	37	Douche.
21...... 18	66	37	Idem.
22...... 19.5	64	37.2	Bain.
23...... 18.5	64	37.3	Douche fraîche, écossaise et grande chute chaude à la fin avec 4 paniers d'eau froide.
24...... 20	66	37.7	Idem idem.
25...... 17.5	66	38.2	Bain.
26...... 16	66	37.6	Douche fraîche, écossaise et grande chute chaude à la fin avec 4 paniers d'eau froide.
27...... 17.5	66	37.3	Idem idem.
28...... 15	66	37.2	Bain.
29...... 17	66	37.6	Douche.
30...... 19	70	37.9	Idem.
Juillet,			
1er...... 21	70	38	Bain.
2...... 24	72	38	Douche.
3...... 24.5	64	37.8	Idem.
4...... 25	68	37.5	Bain.
5...... 24	68	37.2	Écossaise froide.
6...... 25	70	38	Idem.
7...... 25	66	37.9	Bain.
8...... 26	70	37.7	Écossaise froide.
9...... 24	64	37.5	Idem.
10...... 24	72	37	Bain.
11...... 24	70	37.9	Écossaise froide.
12...... 25	66	37.6	Idem.
13...... 24	72	37.9	Bain.
14...... 25	70	38	Idem.
15...... 27	72	»	Élévation de la caloricité : 1 degré 1/10e.

Ce traitement a été long et très-actif ; il a été accompagné parfois d'un sentiment de grande lassitude. Le 12ᵐᵉ jour, il y a eu un retour de douleurs qui a duré 48 heures environ. Le 16ᵐᵉ jour, il s'est produit une sudation extrêmement abondante et critique, sans effet sensible sur le pouls et sur la caloricité qui s'est élevée, comme on l'a vu, de 1 deg. 1/10ᵐᵉ.

Après cette crise salutaire, les transpirations ont été beaucoup moins abondantes. La douche écossaise était, il est vrai, plus froide et plus prolongée. Le malade a toujours demandé à terminer sa douche par un arrosage général, mais rapide, à l'eau thermale.

La température la plus élevée et la plus basse s'est trouvée un jour de bain. Il y a eu dans la température de très-grandes oscillations. Le thermomètre a été trois fois à 38°, le 7ᵐᵉ, le 14ᵐᵉ, le 19ᵐᵉ et le 27ᵐᵉ jour, et nous avons obtenu une élévation de la caloricité de 1 deg. 1/10ᵐᵉ.

Le pouls a baissé de 4 pulsations à la fin de la cure. Il ne s'est jamais élevé et n'a pas suivi les variations si brusques de hausse et de baisse que le thermomètre nous a données. Il a baissé de 10 degrés pendant le milieu de la cure. Il y a eu peu de variations dans sa force.

Ce traitement actif a été bien supporté malgré les sudations abondantes, parce que le malade s'est livré à un grand exercice corporel et qu'il s'est toujours fortement nourri, buvant régulièrement du vin et du cognac. Le sommeil a été parfait, l'appétit excellent, il n'y a jamais eu de fièvre. La réparation a été en harmonie avec la déperdition, comme chez les sujets sains.

5ᵐᵉ Observation. Mᵐᵉ S...

Mᵐᵉ S..., anglaise aussi, 45 ans. Nature calme, chloroanémie habituelle, pas d'enfants, à peine menstruée. Névralgies diverses, faciales surtout. Taille ordinaire, nutrition relativement bonne, bonne constitution, mais décoloration presque complète. Cette malade a pris tous les jours une douche de 8 minutes, au Soubassement n° 3, à l'eau tiède avec massage général ; cette douche s'est toujours terminée par un arrosage général froid, 12 à 15 deg. cent. environ. Elle était ensuite rapportée dans son lit et se reposait pendant 2 heures sans la moindre sudation ; la peau restait blanche et sèche.

Température extérieure, du 19 juin au 14 juillet.

Juin....	19	20	21	22	23	24	25	26	27	28	29	30	1	2	3	4	5	6	7	8	9	10	11	12	13	14
Tempᵉ extᵉ	22	19.5	18	19.5	18.5	20	17.5	16	17.5	15	17	19	21	24	24.5	25	24	25	25	26	24	24	24	25	24	25

Température (aisselle) à 9 heures 1/2 ou 10 heures du matin, après le café au lait, pendant 8 minutes.

	36°4	36.6	37	37.4	37.9	37.9	37.8	37.7	37.2	37.4	37.7	37.7	37.9	37.9	37.9	37.7	37.7	37.9	38	37.9	38.2	38.3	38.2	38	38	38
Pouls faible.	66	66	70	62	58	62	58	62	58	58	56	66	64	62	62	60	60	60	68	64	62	60	60	60	68	64

Le pouls s'est élevé une fois à 70, une fois à 68 ; il était à 64 à la fin de la cure, et il est descendu habituellement à 60 et 58.

Cette observation confirme pleinement l'écart qui se manifeste sous l'influence des douches d'Aix, entre la caloricité et la circulation.

En effet, pendant qu'il se produit un abaissement de 8 pulsations, la caloricité s'est élevée de 1 deg. 6/10mes chez Madame S.

Cette malade a éprouvé de temps en temps un sentiment de lassitude générale pendant sa cure. La température était, il est vrai, très-élevée, comme cela arrive dans le mois de juillet à Aix, et nos chaleurs de juillet et du commencement d'août sont plus difficilement supportées par les malades anglais que par les autres. Cependant, l'effet tonique a été manifeste et le résultat obtenu, au point de vue de la caloricité, est supérieur à ceux que donne l'hydrothérapie elle-même. L'état de la peau chez cette malade favorisait, il est vrai, ce résultat exceptionnel.

6me Observation. Mme R. de V.

Rhumatisme articulaire à forme noueuse généralisée, suite de couche. 1re attaque l'hiver précédant les eaux. La constitution est bonne.

La malade est observée chaque fois, à 2 heures après midi, dans mon cabinet, à ma consultation, pendant 7 à 8 minutes chaque fois. Le thermomètre est placé sous la langue.

La douche a été chaude à 40 deg. cent., avec port et sudation après la douche.

	TEMPÉRATURE extérieure.	CALORICITÉ.	PULSATIONS.
Le 11 mai, à l'arrivée.............	8°5	37°7	84.
Le 17 mai, après avoir pris 4 douches et 1 bain, bu 2 verres d'eau par jour	10°	38°7	100.
Le 23 mai, après la 9° douche qui est suivie, comme les autres, de sudation abondante	18°	38°	100.
Le 30 mai, après 14 douches chaudes, mal de tête, saignement de nez, sommeil agité.....	20°	39°	120.
Le 2 juin, après 19 douches, 5 douches écossaises............	22°	38°	110.

Après la 14me douche, le thermomètre monte à 39 deg. et le pouls est à 120 pulsations. La douche écossaise est conseillée et elle a pour effet de produire un abaissement thermométrique de 1 deg. et de diminuer l'accélération du pouls qui revient à 100 pulsations. Il s'en suit un sentiment de bien-être général. La malade part, après avoir pris 14 douches chaudes et 5 douches écossaises. Il y a encore chez elle une élévation de la caloricité de $3/10^{mes}$ et une augmentation de 16 pulsations. Mais il n'y a pas apparence de fièvre thermale, le sommeil est bon, la langue n'est nullement saburrale. Les phénomènes d'excitation ne sont pas toujours suivis de fièvre thermale ; la fièvre thermale, au contraire, survient surtout quand il y a abaissement de la caloricité en même temps qu'accélération du pouls.

7me Observation. M. de R...

Cette observation, que j'ai suivie journellement avec le plus grand soin, a été prise, avec l'habileté que donne l'habitude, par un jeune et intelligent médecin, qui était aux

eaux en même temps que le malade qui en est le sujet, et
les tableaux ci-joints sont de M. le Dr Lepileur, qui a bien
voulu me les remettre.

L'observation a été faite chaque jour avant le traitement,
au sortir du lit et 2 heures après. La température a été
prise sous l'aisselle, pendant 8 minutes chaque fois.

Le malade a 30 ans, il est d'un tempérament lymphatique et nerveux ; il vient d'avoir un violent accès de
rhumatisme articulaire généralisé aux grandes et petites
articulations, avec prédominance de l'élément douleur, dans
l'hiver qui a précédé les eaux. Constamment soumis à une
rès-forte alimentation, il rend très-fréquemment des urines
chargées de sables rouges ; il a du pityriasis disséminé sur
plusieurs points ; il est sujet à des corysas et à des rhumes
fréquents ; les articulations métacarpo-phalangiennes des
deux pouces et des indicateurs craquent quand on les fait
mouvoir, elles sont encore très-douloureuses. Le caractère
goutteux n'est pas assez prédominant pour permettre de
classer ce malade parmi les goutteux. C'est encore un
rhumatisant.

La durée du traitement n'a été que de 14 jours et le
malade a pris alternativement un bain de piscine de 30
minutes à 34 ou 35 deg. cent. et une douche tiède avec
massage de 10 minutes, à la même température. Il n'a pas
été soumis à l'action du froid pour lequel il avait une
répugnance très-accusée.

Après chaque bain ou douche, il a bu le matin, à jeûn,
un verre d'eau d'alun.

Il a été porté dans son lit, après chaque opération
thermale.

On n'a pas cherché la sudation ; il en a eu néanmoins
d'assez abondantes.

DATES.	TEMPÉRATURE extérieure.	PULSATIONS avant et après l'opération.		OBSERVATIONS.	TEMPÉRATURE avant et après l'opération.		OBSERVATIONS.
		avant	après		avant.	après.	
Arrivée 1874		96	»	Abaissement de 32 pul- sations dans le pouls, qui s'est élevé jusqu'à 104, et qui n'a pas la moindre dureté au dé- part. Le sommeil est bon; fonctions norma- les. Le malade n'a pas d'agitation et paraît sa- tisfait de sa cure. Quoi- que courte, il sent néanmoins qu'elle est suffisante. Il se sent peu disposé à conti- nuer. Le pouls s'est toujours accéléré après le bain ou la douche pour se ralentir en- suite.	35°5	»	Le malade a obtenu 1 deg. 1/2 de caloricité à la fin de la cure. En même temps que le thermomètre montait, le pouls perdait de son accélération et il avait 32 pulsations de moins le jour de son départ. L'écart qui s'établit entre la caloricité et la cir- culation pendant la cure d'Aix est remar- quable. Il y a eu retour de toutes les douleurs, quoique le massage n'ait jamais été pratiqué sur les parties malades.
17 juin.	15	96	104		35.5	37	
18 —	18	100	84		36.3	36.6	
19 —	22	100	84		36.5	37.9	
20 —	19	70	80		37.2	37.6	
21 —	18	70	88		37.5	37.7	
22 —	19.5	72	94		36.5	36.6	
23 —	18.5	68	80		36.5	37.5	
24 —	20	84	90		36.7	37.7	
25 —	17.5	68	84		37.2	38	
26 —	16	72	92		37	37.7	
27 —	17.5	72	88		36.5	37.5	
28 —	15	76	88		37	37.7	
29 —	17	60	90		37.2	37.7	
30 —	19	64	83		37	37.9	

L'observation a été continuée à Paris par M. le docteur Lepileur, après les eaux, pendant le temps de la convalescence, et elle a fourni les résultats suivants :

Pulsations.

Matin	Soir	Matin	Soir	Matin	Soir	Matin	Soir	Matin	Soir	Matin	Soir	Matin	Soir	Matin	Soir	Matin	Soir	Matin	Soir
102	98	104	102	106	100	102	98	104	86	90	80	82	78	94	88	92	78	84	74

Température du corps.

Matin	Soir	Matin	Soir	Matin	Matin	Matin	Soir	Matin	Soir	Matin	Soir	Matin	Matin	Matin	Soir
38°5	38°3	39°2	38°7	39.1	39.2	38.2	37.8	37.9	37.3	37.6	37	37.3	37	37.3	37.4

Le pouls du matin, contrairement à ce qui se passe ordinairement, était toujours plus élevé que celui du soir, les journées étaient très-bonnes, calmes, et les nuits agitées par des insomnies.

L'excitation thermale secondaire, qui s'est traduite par une accélération sensible du pouls immédiatement après la cure d'Aix, s'est apaisée au bout de 10 jours environ ; la caloricité, qui s'est élevée un jour à 39° 2, est redescendue finalement aussi à 37° 3 ou 4.

Mon savant confrère, M. le Dr Alfred Fournier, a bien voulu compléter cette observation, qui concerne un de ses malades, en m'annonçant plus tard que le sujet dont il est question est parfaitement guéri de son rhumatisme, qu'il considère comme un rhumatisme ordinaire avec un substratum goutteux. Le pouls est rapidement rentré dans l'ordre, après les eaux. Il n'y a point eu de crise appréciable, si ce n'est l'agitation que nous avons observée dans la circulation. Elle n'a point revêtu les caractères de la fièvre thermale, elle s'est promptement apaisée.

Ainsi donc, chez ce malade, comme chez Mme S..., à mesure que la caloricité s'élève, le pouls se ralentit dans des proportions exceptionnelles. L'excitation thermale substitutive, qui s'est produite pendant la cure par un retour très-modéré de toutes les douleurs, est suivie d'un effet tonique et sédatif.

8me Observation. Miss K... et l'enfant d'U...

Les deux observations suivantes ont été prises sur des malades qui ont été soumis aux inhalations gazeuses, froides ou tièdes, et à la boisson des eaux seulement, pour des maladies des voies respiratoires.

Miss K..., 23 ans. Constitution faible, maigreur, susceptibilité nerveuse très-grande, dyspepsie et troubles cardiaques fonctionnels très-fatigants, pityriasis généralisé; vient traiter une bronchite catarrhale rebelle datant de 8 ans avec matité au sommet droit, obscurité dans le murmure respiratoire, râles muqueux, ronflants, sibilants, disséminés; sommeil agité.

Miss K... a été soumise aux inhalations tièdes d'Aix, le matin vers 9 heures. La température extérieure était 16 à 18 deg. cent. La température du corps a été prise avant la séance d'inhalation, pendant 7 à 8 minutes.

DATES.	TEMPÉRATURE			PULSATIONS	MOMENT AUQUEL LA TEMPÉRATURE DU CORPS A ÉTÉ PRISE.
	extérieure	de la salle	du corps.		
9 mai.	18	24°	38° 1 37.5 36.9	»	1° Avant d'entrer dans la salle d'inhalation, à 7 h. du m. 2° A 11 h. La séance d'inhalation a été de 30 minutes. 3° A 5 heures du soir.
10 mai.	20	25°	36.5 36.9	76	Avant l'inhalation. Une demi-heure après, dans la salle même.
11 mai.	18	24°	36° 5 37	76	Avant l'inhalation. Après.
13 mai.	20	24°	36.9 37.5	72	Avant. Une demi-heure après, dans la salle.
14 mai.	22	25	36.6 37.1 37.4	76	Avant. Après 1/2 heure dans la salle. Après une heure id.
18 mai.	22	»	37.1 37.5	»	Avant Après une heure.
19 mai.	20	24	36.2 37.4	72	Avant. Après une heure d'inhalation.
20 mai.	22	»	37. » 37.5	76	Avant. Après une heure.
24 mai.	22	»	36.5 37.7	72	Avant. Après une heure d'inhalation.

4

Il y a toujours eu augmentation de la caloricité après la séance d'inhalation. Il n'y a pas eu d'effet sédatif de la circulation. La respiration est plus calme pendant la séance ; l'expectoration augmente, elle est plus facile.

9me Observation. Enfant d'U...

Traitement seulement par les inhalations gazeuses froides, à Marlioz, et par la boisson d'un verre d'eau de Marlioz tiède, par jour. Caverne au sommet du poumon gauche, expectoration abondante, pas d'hémoptysie, maigreur et faiblesse.

Arrivée le 2 juin 1874.

Les observations thermométriques ont été prises sous la langue péndant 7 à 8 minutes.

DATES.	TEMPÉRATURE			PULSATIONS	MOMENT AUQUEL LA TEMPÉRATURE DU CORPS A ÉTÉ PRISE.
	extérieure	de la salle	du corps		
2 juin.	22	24°	37°7 37.9	100	Avant l'inhalation. Après.
4 juin.	22	25	37.3 37.2 38	»	Au lever, à neuf heures du matin. Après 30 minutes d'inhalation. A 5 heures du soir.
8 juin.	23	26	37.6 37.7 38.1	100	Au lever, 8 heures du matin. Après une heure d'inhalation, sortant 3 fois. A 5 heures du soir.
9 juin.	21	27	37.4 37.5	100	Avant. Après 45 minutes.
10, 11 et 12 juin.	24° 22°5 21°5		Il y a eu recrudescence de toux les 10, 11 et 12, et le pouls est arrivé à 108 sans que la température augmente.		
14 juin.	17°		Après la 14° inhalation, le pouls tombe à 96 et la température se maintient à 37°8. A dater de ce moment, il fait 2 inhalations par jour, une à 10 h. du matin, l'autre à 4 h. du soir, de 30 minutes chacune.		
16 juin.	28	»	38°	»	A 5 heures du soir. 1 heure d'inhalation.
17 juin.	2	»	37°3 37°5	100	A 10 heures, après une heure d'inhalation. A 2 heures, après une seconde demi-heure.
26 juin.	»	»	37° 38°	»	A 9 heures du matin, après 30 m. d'inhalation. A 2 heures après midi, après 30 m.

Enfin, après 21 jours de traitement, le malade est parti. Le pouls est à 96 et la température à 37°5.

L'étude de l'inhalation a besoin d'être faite. Mais de ce premier essai et d'autres observations prises isolément, il résulte : 1° que la température ne s'abaisse pas dans la salle d'inhalation ni dans la journée ; 2° que l'inhalation n'est pas sédative pour le cœur, comme d'autres l'ont dit. Elle produit, au contraire, dans les premiers jours, un peu d'excitation dans la circulation ; dans les premiers jours aussi du traitement, les malades accusent un sentiment de bien-être et de calme qui se traduit par une respiration plus facile ; c'est dans la respiration que le calme est sensible, et ici, comme à Allevard, il y a le même écart entre le pouls et la respiration.

10ᵉ Observation.

De l'action du bain de baignoire sur un sujet âgé de 56 ans, né d'un père goutteux et atteint d'hémorrhoïdes fluentes, temporaires, alternant avec des douleurs rhumatoïdes vagues et généralisées. Bonne constitution, tempérament nervoso-sanguin.

Cette observation s'est prolongée pendant vingt jours et a été prise avec la plus grande sévérité.

La température extérieure a été prise à Aix, entre 10 et 11 heures du matin.

La température du corps a été prise chaque matin sous l'aisselle, entre 6 et 7 heures, un quart d'heure après le lever ; le pouls a été pris à la même heure. La température a été prise aussi dans le bain, de 15 en 15 minutes, à chaque renouvellement de la température du bain.

Le bain a été composé alternativement avec de l'eau minérale pure, réfrigérée, ou avec l'eau minérale mélangée d'eau commune.

DATES.	Temp^re extérieure	Temp^re du corps entre 6 et 7 h du matin.	Température du bain.	Température du corps pendant le bain.	Durée du bain.	Pulsations avant et après le bain.	
						Avant	Après.
29 Avril.	11° cent.	36° 1	35°—36°	37°—37° 6	45 min.	80	92
30 —	10.5 —	36° 3	35—36	37.2—37.9	Id.	72	92
1er Mai.	12.5 —	36.3	35—36	37.6—37.9	Id.	76	92
2 —	14 —	36.3	35—36	37.2—37.6	Id.	80	92
4 —	11 —	36	35—36	37.2—37.6	Id.	80	92
5 —	10 —	36	36—37	37.6—37.2	55	80	92
7 —	12 —	36	{ 34—35—36 36—35—34	36.5—37.2—37.5 37.5—37.2—37 }	1 heure	80	92
8 —	9.5 —	36.2	34—35	37.5—37.6	45 min.	80	88
9 —	9 —	36.2	34—35	37.2—37	45	80	»
10 —	8 —	36.6	34	37.2	30	76	92
11 —	8.5 —	36.7	{ 34—35 36—37	37.4—37.6 37.8—37 }	1 heure.	80	80
12 —	9.5 —	36.6	35—36—37	37 4—37.6—37	45 min.	76	80
			Les deux expériences des 11 et 12 mai sont conformes en tout point.				
15 —	13.5 —	36.6	34—35	37—37.6	30	80	92
16 —	10.8 —	36.6	34 1/2—35 1/2	37.2—37.5	45	80	80
17 —	10 —	36.6	32 1/2—33 1/2	36—36.9	45	80	76
19 —	11 —	37.2	33 1/2	37	45	80	80
21 —	15 —	36.6	34 1/2	37.2	30	80	80
23 —	18 —	37	34	37	30	80	80
24 —	16.5 —	37	35	37	30	80	»
25 —	17 —	37.5	34	37.2	30	84	»
26 —	17 —	37.5	34	37.5	30	74	»

Sous l'influence du premier bain, il y a eu apparition de quelques douleurs rhumatoïdes vagues, picotements à la peau et prurit, gonflement hémorrhoïdal. L'activité musculaire augmente en même temps, les battements du cœur sont plus sensibles au réveil qu'en temps ordinaire, les urines un peu plus abondantes, l'appétit et les autres fonctions sont activées. Le jour du bain à 37°, la tête est lourde; elle se dégage à la suite d'une transpiration abondante dans la nuit. Chaque jour, deux heures après le bain, il y a un mouvement de moiteur très-prononcé, le pouls est plus rapide vers midi, c'est-à-dire quatre à cinq heures après le bain. Quand il est pris à l'eau minérale pure surtout, la peau dégage alors, quatre à cinq heures après le bain, une odeur sulfureuse très-manifeste, résultant sans doute de la respiration du gaz sulfureux en plus grande quantité. Un sentiment de chaleur agréable se fait sentir surtout aux pieds, le sommeil est très-bon, il y a du reste un état de bien-être général.

C'est après le dixième jour du traitement que le mouvement d'élévation thermométrique commence à se produire sensiblement : de 36 1/10ᵐᵉ il monte à 36 6/10ᵐᵉˢ, 36 7/10ᵐᵉˢ; au vingt-troisième jour il monte à 37, pour s'élever finalement à 37 5/10ᵐᵉˢ.

Il y a donc eu chez celui qui fait le sujet de cette observation 9/10ᵐᵉˢ de degré d'élévation sur la température initiale; il n'y a eu aucune modification sensible dans le pouls : il était à 74 le 26 mai, mais il s'est constamment maintenu à 80.

Il résulte aussi de ces expériences :

Que le bain étant à 32° 1/2, la température du corps qui était à 36° 6 le matin s'abaisse de 6/10ᵐᵉˢ de degrés; le bain est sédatif.

Que le bain étant de 33° 1/2, la température du corps reste une fois au même degré et s'abaisse de 2/10mes l'autre fois.

Que le bain étant à 34°, la température du corps monte de 6/10mes environ ou se maintient à la même température.

Que le bain étant à 35°, la température du corps monte de 9/10mes de degrés environ en moyenne.

Que le bain étant à 36°, la température du corps monte de 1 degré 1/2. L'expérience a besoin d'être répétée encore.

Que le bain étant à 37°, la température du corps ne monte plus que de 2/10mes.

La colonne de mercure a une tendance à descendre, si on prolonge l'expérience.

Le thermomètre monte avec une rapidité beaucoup plus grande dans le bain qu'en dehors du bain : il atteint en moins de trois minutes le chiffre qu'il doit conserver.

Réflexions.

Chez les malades qui ont été soumis à mon observation, il y a eu généralement élévation de la caloricité et sédation de la circulation. Il y a eu jusqu'à 1 degré 1/2 d'élévation thermométrique à la fin d'une cure, en même temps que la sédation dans le pouls, qui s'est ralenti une fois aussi de 32 pulsations.

Les eaux d'Aix ont donc eu pour effet, chez les sujets malades, de relever l'action vitale par l'excitation nerveuse et de calmer les processus pathologiques, en modérant la circulation.

Nous devons examiner séparément ici et isoler en quelque sorte l'influence de la minéralisation des eaux d'Aix, celle de leur thermalité et celle du massage, pour en apprécier plus exactement l'action physiologico-pathologique.

Quoique l'application des eaux minérales perde de sa précision, à mesure que celles-ci prennent une place moins accusée dans la minéralisation chimique, évidemment la constitution chimique d'une eau minérale entre toujours en première ligne de compte dans l'appréciation de ses effets physiologiques et thérapeutiques. Mais ce n'est qu'un côté de la question et le problème qui nous occupe se compose de beaucoup de facteurs étrangers aux contributions du laboratoire, ainsi que le dit si justement mon savant confrère et ami Le Bret.

ACTION DE LA MINÉRALISATION

1° SUR LE POULS.

Quelque ingénieuse que soit l'explication donnée par mon honorable collègue, le docteur Lambron, à Luchon, pour rendre compte de la sédation du pouls obtenue par l'usage des eaux sulfureuses, elle me semble ne pouvoir être tout à fait applicable aux eaux d'Aix, dont le degré de minéralisation est bien différent et inférieur à celui des eaux de Luchon et de Barèges, où la même théorie est en honneur; et cependant on observe à Aix, comme à Luchon, comme à Barèges, la même sédation dans la circulation générale.

Les eaux d'Aix ne contiennent pas, dans leur composition, la présence d'un sulfure alcalin. C'est le gaz sulfhydrique qui est l'agent minéralisateur de ces eaux. Pour le savant inspecteur des eaux de Bagnères-de-Luchon, l'action sulfureuse de l'hyposulfite et du sulfite de soude, agissant sur le sang en lui enlevant une partie de son oxygène, produit non-seulement la modification du sang sans altération de l'élément globulaire, mais il met ce dernier dans des conditions plus favorables à l'assimilation. Avec de semblables conditions, le sang, dit M. Lambron, peut traverser plus aisément les capillaires plus ou moins engorgés des points malades et des points où la circulation est, pour ainsi dire, abolie soit par insuffisance de ressort vital de la fibre, soit par insuffisance de l'influx nerveux, ou par la présence d'un sang apauvri et vicié, etc., etc.

L'action hyposthénisante qui est attribuée aux eaux sulfureuses, depuis les travaux remarquables de M. Cl. Bernard sur l'action de l'hydrogène sulfuré, a fait dire à M. Lambron que les eaux sulfurées sont sédatives de l'appareil circulatoire, soit qu'elles doivent leur minéralisation aux sulfures de sodium, de calcium, de potassium, soit qu'elles la doivent à l'acide sulfhydrique. Elles le sont bien plus encore, quand elles renferment des sulfites et des hyposulfites, composés chimiques reconnus de tout temps comme hyposthéniques.

L'opinion de M. Lambron a trouvé de l'écho à Barèges, chez M. le docteur Armieux, chirurgien militaire de l'hôpital de Barèges, dont les théories ne sont point aussi absolument chimiques. M. le docteur Armieux met en ligne de compte l'excitation produite sur le système nerveux par les eaux et par le climat de Barèges lui-même, sans négliger la thermalité du bain, à laquelle Gerdy (d'Uriage) attribuait une action dépressive sur le pouls. Mais elle a trouvé un contradicteur en M. le docteur Grimault, qui vient à son tour de publier une série d'observations très-importantes, faites avec le plus grand soin sur le pouls et sur la caloricité.

Les observations que je viens de publier ici semblent être la plus puissante réfutation des théories chimiques

émises à Luchon et à Barèges, car les résultats obtenus à
Aix sont en tout semblables à ceux qui ont été obtenus
par MM. Lambron et Armieux, pour tout ce qui a trait à la
circulation.

Or, comment se fait-il qu'une eau minérale aussi faible-
ment minéralisée que la nôtre puisse donner, au point de
vue chimique (car c'est à ce point de vue seulement que
nous devons nous poser ici), des résultats supérieurs à ceux
d'autres eaux minérales similaires, beaucoup plus fortement minéralisées ?

A Aix, comme à Barèges, nous avons obtenu une sédation du pouls, qui est descendu à 16, 20 et quelquefois
jusqu'à 32 pulsations de moins qu'au début de la cure.
Bien plus, cet effet se produit, à Aix, surtout par l'usage
de la douche plutôt que par celui du bain, et sans l'usage
de la boisson de l'eau minérale ; plutôt encore après
les douches tièdes qu'après les étuves, les inhalations et
les douches chaudes, où le dégagement du gaz sulfureux
est plus abondant et offre plus de prise à la respiration
du malade.

Les observations faites à Cauterets par M. Gigot-Suard,
dont l'autorité est incontestable, les observations très-
sérieuses que vient de publier M. le docteur Baron,
médecin aux eaux d'Allevard, viennent aussi infirmer la
valeur des théories chimiques sur l'action hyposthénisante des sulfures et du gaz sulfureux.

Les observations de M. le Dr Baron ont été faites sur
lui-même et sur d'autres. Le gaz hydrogène sulfuré,
contenu dans les eaux sulfurées sodiques d'Allevard, y
est absorbé à des doses très-élevées, aussi élevées qu'on
peut le faire, puisque le malade séjourne jusqu'à trois
heures par jour dans les salles d'inhalation. Or, il résulte de ces expériences :

1° Qu'à la première période, dite de sédation, le chiffre des pulsations et des respirations reste le même, mais le sujet éprouve un sentiment de bien-être parce que la respiration est plus facile ;

2° Qu'à la seconde période, ou au second quart d'heure, la respiration se trouble, la respiration s'accélère, puis tout se remet dans l'ordre.

Cette période, dit-il, semble être comme une protestation contre l'admission de l'hydrogène sulfuré au sein de l'économie ; le pouls et la respiration manifestent leur impression par une accélération commune, ainsi que par l'irrégularité des mouvements de la respiration.

Dans la troisième période, la respiration a plus d'ampleur et de profondeur, la toux se calme, mais l'harmonie est rompue entre l'état du cœur et du poumon dont le parallélisme est détruit. Les variations respiratoires parcourent un champ plus vaste que le pouls et quelquefois en sens inverse : le pouls, de 72 s'est quelquefois élevé à 80. Le nombre des pulsations s'élève quand celui des respirations diminue.

A la quatrième période, aucune modalité propre du pouls, sauf plus d'énergie dans son impulsion et quelquefois plus d'accélération.

Les sanguins sont plus éprouvés que les lymphatiques et les anémiques, dans les salles d'inhalation d'Allevard.

Pour M. le Dr Baron, le gaz sulfureux n'est donc pas hyposthénisant et sédatif, comme pour les médecins de Luchon et de Barèges : il est excitant de la circulation générale ; le poumon s'accommode de cet air sulfureux qui diminue par sa présence la quantité souvent trop grande de l'oxigène, qui stimule trop fortement le poumon malade,

Mais cette action ne retentit pas, comme on l'a dit, sur la circulation générale : elle est plutôt le fait d'une impression communiquée au centre nerveux spécial par l'intermédiaire du pneumo-gastrique.

Ce n'est donc pas à la minéralisation des eaux elles-mêmes, ni aux découvertes de la physiologie et de la chimie moderne, qu'il faut demander l'explication de la sédation du pouls, que l'on observe chez les sujets sains et chez les sujets malades, qui sont soumis à l'action des eaux sulfureuses d'Aix. Toutefois, si la minéralisation propre à certaines eaux sulfureuses ne suffit point à elle seule pour nous donner l'explication des phénomènes de sédation du pouls que l'on a observés à ces eaux, il faut croire aussi qu'elle ne leur est pas contraire et qu'elle est loin de produire l'excitation qu'on lui a attribuée jusqu'à ce jour.

ACTION DE LA MINÉRALISATION

2° SUR LA CALORICITÉ.

La minéralisation des eaux d'Aix est-elle capable à elle seule d'élever la caloricité ? Il m'est difficile de le dire. Chez les deux malades qui ont été soumis aux inhalations tièdes ou froides, l'action minérale est inappréciable. Il faudrait pour cela multiplier les observations thermométriques sur les malades qui se bornent à la boisson des eaux de Marlioz ou de Challes, comme moyen de traitement.

D'après M. le professeur Gubler, le soufre, une fois absorbé et parvenu dans le torrent de la circulation, agit à la manière des excitants diffusibles... élève la température, etc.

Dans les commentaires thérapeutiques, il dit aussi, en parlant du monosulfure de sodium et des eaux minéralisées par ce sel, que cette action est analogue à celle du soufre et de l'hydrogène sulfuré. On sait que les eaux d'Aix sont minéralisées par l'hydrogène sulfuré et celles des Pyrénées par le sulfure de sodium. La plupart des auteurs qui ont écrit sur les eaux minérales des Pyrénées reconnaissent que ces eaux élèvent la chaleur du corps.

Dans une étude sur les Eaux-Bonnes, publiée en 1876, M. le Dr Léon Andral donne un peu raison à ceux qui disent que les eaux sulfureuses élèvent la caloricité et à ceux qui disent qu'elles dépriment. Les phénomènes d'excitation se sont montrés, dit-il, six fois sur neuf à la suite d'expériences faites sur des malades (3) et sur les animaux (6).

Pour M. le Dr Péry, de Bordeaux, il résulte d'expériences faites à Luchon sur 60 malades, que la température s'est élevée chez 16 malades, qu'elle s'est abaissée chez 34, qu'elle est restée stationnaire chez 10. M. Gigot-Suard a souvent trouvé un degré de caloricité de plus, après l'usage des eaux de Cauterets : le même degré d'élévation qu'après un traitement hydrothérapique, dit-il.

2° ACTION DU MODE D'ADMINISTRATION DES EAUX.

En second lieu, le mode d'administration et l'emploi des eaux, ajoute encore dans son excellent livre l'auteur du *Manuel des eaux minérales*, prennent aussi une importance égale à la minéralisation, car la manière de les appliquer peut modifier, changer même leurs qualités naturelles et même leur en communiquer de nouvelles,

suivant la température et la dose auxquelles on les em-
ploie, les agents balnéaires variés qui en secondent l'application. Elles peuvent produire des effets diurétiques,
sudorifiques, excitants, toniques, sédatifs, résolutifs,
révulsifs, etc., etc., selon le but que le médecin se pro-
pose.

1° ACTION DU BAIN, SUIVANT SA TEMPÉRATURE, SUR LA CALORICITÉ ET SUR LA CIRCULATION.

Pour tous les hydrologistes qui ont expérimenté l'action
du bain en raison des différentes températures auxquelles
il est pris, il se produit à 33 degrés, par exemple, une
sédation manifeste qui se traduit par l'abaissement du
pouls et de la caloricité.

Pour les hydropathes, le bain à 34 et 35 degrés est sans
effet sur la chaleur propre, il ne diminue ni n'augmente
les battements du pouls ; dans l'état de santé, il relâche la
fibre contractile et ouvre les pores. Mais, dans l'état de
maladie, il modifie la fièvre et convient aux personnes
dont le pouls est vif, dont l'excitation est grande ; il possède une action sédative (Beni-Barde).

Gerdy a constaté, à Uriage, cet effet sédatif du bain à 33
degrés, qui n'est modifié en rien par l'action fortement
minéralisatrice de cette eau minérale.

Les observations faites aux eaux d'Aix ne sont pas assez
nombreuses pour pouvoir établir une opinion sur l'action
physiologique du bain, suivant la température. Il résulte
de ma 10me observation, de celles que j'ai faites sur d'autres malades et sur moi-même, qu'à la température de 34
à 35 degrés, le bain élève la caloricité et qu'il n'exerce
aucune action sensible sur le pouls. Chez les deux femmes
qui sont affectées au service des piscines, le pouls a atteint

des chiffres très-élevés : il a monté chez l'une jusqu'à 140 pulsations, sans que la santé générale en ait subi la moindre atteinte, et, à la fin de la saison, il marquait encore 40 pulsations de plus qu'au commencement. Chez l'autre, le pouls s'est élevé jusqu'à 100 pendant la saison et, à la fin, il s'est abaissé de 8 pulsations, à la fin de 1874, et de 20 en 1875.

L'élévation de la caloricité a été d'un degré chez la baigneuse P..., et de $4/10^{mes}$ de degré chez la baigneuse C... en 1874 ; mais en 1875 elle était la même au commencement et à la fin de la saison chez l'une, et elle était augmentée de 2 dixièmes chez l'autre.

2° ACTION DE LA DOUCHE ET DU MASSAGE COMBINÉS SUR LA CALORICITÉ ET SUR LA CIRCULATION.

La douche prise à 34 ou 35 degrés, surtout quand elle sera combinée au massage, aura pour effet d'activer le travail de résorption du système veineux et lymphatique, de provoquer une excitation de la peau destinée à achever la circulation périphérique et, par contre, de faire une dérivation par rapport à la circulation des parties centrales. Le cœur sera le premier organe qui ressentira le contre-coup favorable de l'appel fait aux capillaires cutanés, la digestion et l'assimilation en seront aussi favorablement impressionnées.

Le massage combiné à la douche tiède (34 deg. cent.) ne nous donne-t-il pas l'explication des effets observés chez M. de Quatrefages en 1875, chez Mme S..., chez M. de R..., chez M. Coffin en 1875 : sédation du pouls, élévation de la caloricité ?

Les physiologistes pourront m'objecter que la chaleur

de 34 à 36 degrés excite le cœur et augmente le nombre
de pulsations artérielles. On observera, en effet, chez les
malades soumis à nos douches, et Pétrequin n'a pas oublié
de le mentionner, une activité circulatoire plus grande
pendant les deux ou trois heures qui suivent l'opération
thermale. Mais on sait aussi que cet effet diminue au moment où la transpiration se produit.

Dans certaines limites donc, la transpiration constitue
un modificateur très-énergique de toutes les fonctions de
l'économie. C'est une fonction de premier ordre participant
à tous les actes de la vie, et on a lieu de penser que la
sudation très-modérée et répétée convient souvent aux
malades, dont elle débarrasse les organes du sang qui les
obstrue ; il faut remarquer qu'elle agit, en même temps,
sur la composition de ce liquide et sur l'inervation : elle
donne du ton à la peau, elle la vivifie, en ouvrant les pores
et elle facilite ainsi la respiration cutanée. Dans ces limites,
elle ne fatigue jamais ; elle est favorable à tous égards et elle
est exempte d'inconvénients. Elle est surtout le grand régu-
lateur de la caloricité. Il ne s'agit donc que de savoir la doser
et c'est avec le thermomètre seulement qu'on peut y arriver.

Il ne sera pas donné à un grand nombre de malades de
pouvoir supporter les sueurs profuses auxquelles sont
livrés constamment les employés de notre établissement,
parce que les forces assimilatrices ou digestives ne s'élèvent pas chez les malades, surtout chez ceux qui sont
livrés au travail de cabinet et à la vie sédentaire, au même
degré de puissance que chez ceux qui sont livrés unique-
ment aux travaux corporels. Les transpirations amènent
souvent, chez les premiers, la perte de la caloricité,
l'anémie, la faiblesse, et les crises qui suivent les eaux sont
nuisibles au lieu d'être salutaires. Aussi, chez un grand

nombre de malades qui arrivent aux eaux d'Aix aujourd'hui, nous n'avons pas à rechercher la transpiration ; on doit, au contraire, la redouter et demander à l'hydrothérapie minéro-thermale son puissant et précieux concours ; car la peau n'est pas seulement un organe de sécrétion qui a pour effet, quand elle fonctionne sans exagération, de calmer le pouls et d'abaisser son rythme normal, au lieu de l'élever, la peau est l'expansion du système circulatoire et elle peut se prêter à des accumulations sanguines capables de décharger les viscères et le cœur en particulier ; elle est aussi un organe tactile et le lieu de terminaison des nerfs sensitifs. Or, si la chaleur produit une certaine accélération du pouls, elle produit aussi une légère contraction, puis une stagnation bien apparente du liquide sanguin dans les vaisseaux : la contraction primitive est le résultat d'une action réflexe, résultant de l'impression perçue et transmise par le système nerveux.

Le phénomène de stagnation, qui suit la contraction, est dû à une action prolongée de la chaleur sur les vaisseaux, dont elle épuise la contractilité ; une fois que le sang est dans les derniers vaisseaux, il y reste, parce que ceux-là n'ont plus assez de contractilité pour l'en faire sortir.

Nous obtenons cette stagnation dans les vaisseaux, que M. le docteur Beni-Barde a si bien décrite dans son Traité d'hydrothérapie, au moyen de nos procédés qui se rapprochent beaucoup des procédés hydrothérapiques, empruntés par les hydropathes modernes eux-mêmes aux médications thermales, dont ils se rapprochent de plus en plus, en faisant un usage plus fréquent du calorique ; nous l'obtenons au moyen de la douche écossaise que nous avons employée chez la plupart de nos malades, parce qu'elle constitue un moyen très-puissant de traitement. A la suite de l'impres-

5

sion froide, la peau rougit avec une grande rapidité, presque instantanément, la transpiration, qui suit, est très-modérée et la peau reste ainsi fortement congestionnée. Le thermomètre monte toujours après le traitement fait au moyen de la douche écossaise. Chez M. S..., le thermomètre a monté de 1 degré 1/2. La température de la peau indique l'énergie de la circulation capillaire.

Les effets des eaux d'Aix se produisent ainsi, comme ceux de l'hydrothérapie, par l'intermédiaire du système nerveux, par une action réflexe des impressions sensitives sur les nerfs vasos-moteurs, moteurs nutritifs et sécréteurs, et l'action de celles-ci ne le cède en rien à l'hydrothérapie, car les impressions, portées au système nerveux central, sont plus douces ; elles se prêtent, mieux que les procédés hydrothérapiques, à toutes les impressionnabilités individuelles, à toutes les susceptibilités des malades affaiblis ; elles sont plus sédatives du cœur, tout en donnant la même élévation thermométrique ; elles constituent, en un mot, un moyen plus facile et agréable de calorification, qui est supporté par tout le monde.

Le point de départ de la plupart des affections qui peuplent les eaux d'Aix est un défaut de nutrition, un affaiblissement de l'organisme, un épuisement de la force nerveuse, une diathèse rhumatismale, herpétique, scrofuleuse, essentiellement débilitantes, contre lesquels l'action minérale, employée comme traitement externe surtout, est loin d'être assez puissante et ne peut jouer qu'un rôle secondaire ; on ne sera donc pas surpris de voir qu'il est nécessaire de donner le plus souvent aussi aux traitements la forme qui se rapproche le plus des procédés hydrothérapiques, car elle aboutit rapidement à une élévation de la caloricité et produit l'action tonique et reconstituante qu'on recherche.

Cette action reconstituante et tonique est d'autant plus puissante peut-être qu'elle est aidée de l'action minéro-thermale et de celle du massage ; mais il est difficile d'apprécier exactement le degré d'activité de chacun de ces deux éléments.

Si nous voulons user des transpirations abondantes, dont on a fait un si grand abus et qu'il est si facile de se procurer aux eaux d'Aix, où les douches chaudes et les étuves ont été tellement multipliées, il nous arrivera d'irriter la peau, d'amener des éruptions et de troubler profondément tout l'organisme dans ses fonctions et dans son réseau capillaire périphérique.

Cette perturbation affectera, non-seulement le système vasculaire, mais aussi le système nerveux central lui-même, provoquera une véritable anémie comme après des pertes sanguines, sans qu'il y ait une réparation suffisante. La désassimilation deviendra alors plus forte que l'assimilation, parce que les organes digestifs seront promptement troublés, et l'épuisement nerveux se manifestera par des pesanteurs de tête, des vertiges, des insomnies, incapacité de travail, de l'agitation, par une fièvre à caractère intermittent et larvé, comme l'a observé Pétrequin, par une fièvre thermale, en un mot, qui sera le résultat de la dépression des forces et d'une spoliation profonde.

Quand il y a fièvre thermale, il y a toujours, en effet, abaissement de la caloricité. J'ai été à même de l'observer fréquemment. Il y a accélération et dépression du pouls, en même temps que de l'échelle thermométrique. J'ai trouvé la caloricité à 35° et 34° 5 chez un malade, qui avait pris sans direction médicale 12 douches chaudes sans interruption ; il y avait de la céphalée, du vertige, de l'insomnie, état saburral, constipation, etc., etc. Ce malade a été amélioré par l'usage de sulfate de quinine et des pur-gatifs salins.

Là, en un mot, où l'action excitante est·très-accusée, l'action tonique est amoindrie, tandis que cette dernière est d'autant plus prononcée que l'action excitante est plus douce et plus graduée.

Il ne faut donc jamais émousser la sensibilité des nerfs qui se rendent aux téguments, par des excitations exagé-rées ; il ne faut généralement pas non plus désemplir les vaisseaux sanguins et lymphatiques.

En présence des observations qui sont contenues dans ce rapport, on sera surpris d'entendre parler aux eaux d'Aix de médication sédative directe, comme on l'a fait dans quelques rapports médicaux publiés sur ces eaux minérales.

Je dirai à ce propos, avec M. le professeur Gubler, avec M. le docteur Grimault, de Barèges : Si les eaux d'Aix étaient sédatives, comme on l'entend, leur sphère d'appli-cation serait totalement changée ; il ne faudrait plus y adresser les nombreux rhumatisants qui obtiennent de si merveilleux effets de cette médication, quand elle est dirigée en vue d'obtenir un effet tonique et reconstituant. Il n'est pas difficile, en effet, de faire supporter les eaux d'Aix aux sujets les plus faibles, car elles leur conviennent éminemment ; l'habileté consiste plutôt à les rendre avan-tageuses, par une administration méthodique, aux malades sanguins, aux pléthoriques, aux vrais goutteux, à ceux qui ne sont pas anémiques, en un mot.

Ce n'est pas chez ces malades, en effet, que l'on obser-vera l'abaissement du pouls que j'ai signalé dans la plu-part de mes observations ; c'est pour eux au contraire que je poserai une exception à la règle que j'ai formulée au commencement de ce rapport.

C'est une tâche délicate, comme on le voit, que d'isoler les effets de la minéralisation, ceux de la thermalité et du massage et de faire la part exacte qui revient à chacune de ces actions, dans l'action physiologique et physiologico-pathologique des eaux d'Aix.

Mais il n'est pas difficile d'attribuer au mode d'administration de ces eaux, non plus qu'à la manière si variée de les appliquer, dans laquelle la thermalité joue un aussi grand rôle, les effets remarquables qu'elles peuvent produire sur le pouls et sur la caloricité.

FIN.

ANALYSES DES EAUX D'AIX ET DE MARLIOZ.

Les analyses des eaux d'Aix, de Marlioz et de Challes viennent d'être faites, sur la demande de M. le Ministre de l'agriculture et du commerce, par M. Willm, chef des travaux chimiques de la Faculté de médecine de Paris. Elles ont été exécutées en partie sur place, en partie dans le laboratoire de M. le professeur Wurtz. La dernière analyse des eaux d'Aix date de 1835 ; elle est due à notre savant chimiste et ami Bonjean. Mais que de progrès la chimie moderne, dans ses applications à l'hydrologie, n'a-t-elle pas faits depuis cette époque !.. En faisant procéder à une nouvelle analyse des eaux d'Aix et de Marlioz, l'Administration supérieure des eaux minérales de France a voulu donner une satisfaction à la science et montrer sa sollicitude à la station thermale d'Aix.

Le captage des eaux, exécuté sous l'habile direction de M. Jules Français, avait augmenté le volume et la thermalité de l'eau ; il fallait connaître l'influence de ces travaux sur la minéralisation.

On avait déjà beaucoup fait, du reste, pour notre station, dont la prospérité est croissante depuis 1861, date de notre annexion à la France. Une réglementation spéciale avait assuré, depuis longtemps, la régularité du service des malades, qui était auparavant livré chaque jour aux incertitudes du hasard. Les thermes considérablement aggrandis et pourvus des appareils les plus perfectionnés, avaient permis l'emploi et facilité le succès des nouvelles méthodes balnéaires, qui ont transformé cette station ; le parc lui-même, ce complément indispensable d'une station thermale moderne, fournit aujourd'hui des ombrages

salutaires aux malades qui doivent se livrer aux exercices
de la marche après les opérations thermales.

M. le professeur Wurtz a voulu donner la plus haute
consécration à l'analyse des eaux d'Aix et de Marlioz, en
se rendant lui-même à Aix avec M. Willm pour procéder
aux premières études exécutées sur place.

Par un concours heureux de circonstances, le travail de
M. Willm vient d'être livré à la publicité depuis un mois
à peine, et je puis le reproduire à la fin de ce rapport. Je
le fais avec d'autant plus de plaisir et de satisfaction que
cette analyse des eaux d'Aix semble établir le plus parfait
accord entre les recherches savantes de la chimie moderne
la plus autorisée, avec l'expérience clinique elle-même, et
qu'elle justifie pleinement les vues théoriques que je viens
d'émettre dans ce rapport, qui est lui-même le fruit d'une
longue pratique.

Cette analyse des eaux de Marlioz, richement minéralisées par la présence d'un sulfure alcalin et par celle de
l'iode, assure en même temps à notre station, pour laquelle
la nature a été si prodigue, toutes les ressources d'une
thérapeutique active et variée. En effet, elle a placé Marlioz
à un kilomètre à peine d'Aix, et cette distance nécessite,
pour le malade, l'exercice qui est si recommandé et si
avantageux après la boisson des eaux minérales sulfureuses.
Le praticien saura donc avec certitude désormais qu'il peut
à son gré disposer d'une médication révulsive puissante
(qui n'est cependant pas isolée, car M. Willm a trouvé, dans
son analyse de la composition de l'air des cabinets de
douche de l'établissement d'Aix, l'hydrogène sulfuré dans
la proportion de $3^{mgr}38$ pour 100 litres d'air, soit 1 litre
par 45 mètres cubes), d'une action hydrothérapique éminemment tonique et sédative, à laquelle il peut combiner

les ressources de la médication altérante et de la thérapeutique la plus appropriée au traitement des maladies
qui se rencontrent habituellement dans cette station :
affections catarrhales, arthritiques, herpétiques ou scro-
fuleuses, maladies des voix respiratoires, digestives et
urinaires.

Enfin, M. le professeur Wurtz et M. Willm n'ont pas
voulu quitter notre station sans entreprendre l'analyse de
tout le groupe qui la constitue et ils ont aussi procédé à
l'analyse des eaux sulfureuses, alcalines, bromo-iodurées
de Challes. Je laisse à l'administration locale le soin de
publier ce travail remarquable. Il me suffira de dire ici
que les eaux de Challes, distantes à peine de quelques kilomètres de celles d'Aix, sont journellement transportées
dans cette dernière station, où la consommation qui s'en
fait dépasse 10,000 litres, et où elles sont débitées au
même degré de pureté qu'à la source, sans que l'investiga-
tion chimique la plus scrupuleuse puisse y trouver la
moindre altération, grâce à des appareils ingénieux qui
sont dus à l'habileté et aux soins de MM. les pharmaciens
d'Aix, chez qui on va les boire par quart de verre, par
demi-verre et par verre, comme à la source ; car l'eau de
Challes, conservée à l'abri de l'air, possède, ainsi que le
publie M. Willm, une stabilité remarquable, et son expor-
tation est facile.

Dans la principale source de Challes, l'iode est dans la
proportion de $0^{gr},01066$. La petite source présente un
degré de sulfuration beaucoup plus faible ; quant à sa
teneur en iode, elle n'est pas très-inférieure à la source
principale (soit $0^{gr},0068$ par litre).

MÉMOIRES PRÉSENTÉS A LA SOCIÉTÉ CHIMIQUE

Sur la composition des eaux minérales d'Aix en Savoie et de Marlioz,

Par M. Ed. WILLM,

Chef des travaux chimiques à la Faculté de Paris.

Eaux d'Aix-les-Bains.—Les thermes d'Aix sont alimentés par deux sources peu éloignées l'une de l'autre (débitant l'énorme volume de sept millions de litres par 24 heures). Elles sont désignées sous les noms de *source de soufre* et *source d'alun*. Ce dernier nom est tout à fait impropre, mais il est fort ancien et a été conservé. Les eaux de ces deux sources sont employées simultanément et se trouvent mélangées dans les piscines. Cette pratique se justifie pleinement par la similitude de composition des eaux de ces deux sources, dont la minéralisation et la thermalité ne présentent que des différences peu prononcées.

Le dosage des principes minéralisateurs des eaux d'Aix a donné lieu à deux séries d'expériences : les unes sur place, portant sur les principes gazeux ou altérables ; les autres dans le laboratoire, portant sur les principes fixes.

Le titrage sulfhydrométrique a été effectué à l'aide d'une solution titrée d'iode dans l'iodure de potassium (à $12^{gr}7$ d'iode par litre, ou la même liqueur au 10e). Il est à remarquer que ce titrage, effectué directement, ne fournit pas des résultats très-constants, ce qui tient à l'extrême altérabilité des eaux d'Aix. Cette altérabilité elle-même est due en partie à la gazéification de l'hydrogène sulfuré dissous, en partie à son oxydabilité. Les résultats sont plus constants lorsque l'on ajoute, immédiatement au sortir du griffon, un excès d'iode à l'eau (dont on mesure le volume après l'expérience), et qu'on titre ensuite cet excès à l'aide d'une solution équivalente d'hyposulfite de sodium. De cette manière, l'eau n'a pas le temps de s'altérer durant l'expérience.

D'autre part, on a déterminé la quantité d'hydrogène sulfuré dégagé par l'ébullition. A cet effet, le gaz dégagé était dirigé dans une série de flacons reliés entre eux par des tubes ; le premier flacon est vide et reçoit l'eau qui distille ; les deux suivants renferment une quantité mesurée de solution d'iode, et les derniers une solution d'iodure de potassium destinée à retenir l'iode entraîné par les vapeurs. (Le dernier flacon, servant de témoin, ne doit pas se colorer en jaune par l'iode.) L'ébullition terminée, on réunit le contenu de tous les flacons absorbants et on titre l'iode par l'hyposulfite de sodium : la perte de titre de l'iode indique celui qui a été employé par l'hydrogène sulfuré dégagé.

Cette expérience fournit toujours un titre sulfhydrométrique plus faible que le titrage de l'eau elle-même ; d'autre part, l'eau bouillie marque encore un certain titre. Ce résultat n'est pas dû à la présence d'un sulfure alcalin, car l'eau ne donne pas avec le nitroprussiate de sodium la coloration caractéristique des sulfures, si ce n'est après addition d'un alcali, et, après son ébullition, elle ne noircit plus immédiatement les sels de plomb ; il doit être attribué à la présence d'un hyposulfite. En effet, si l'on agite l'eau d'Aix avec du carbonate de plomb pour la désulfurer, on ne lui fait jamais perdre tout son titre sulfhydrométrique, et le titre accusé ensuite par l'iode est le même que celui de l'eau bouillie.

Voici les résultats fournis par quelques-unes de ces expériences. Ils sont rapportés à 1 litre d'eau (1).

		Eau de soufre.	Eau d'alun.
Titrage direct : ..	Iode nécessaire.....	2cc,27	2cc,6
	Soufre (supposé H2S)	3mgr,26	4mgr,16
Titrage indirect :.	Iode...............	2cc,58	2cc,8
	Soufre (supposé H2S)	4mgr,128	4mgr,45
H2S *chassé par*			
l'ébullition :	Iode...............	2cc,43	2cc,2
	H2S'...............	4mgr,13	3mgr,74
	Soufre............	3mgr,89	3mgr,52
Eau bouillie	Iode...............	0cc,615	0cc,58 à 0cc,53
	Soufre (hyposulfite).	4mgr,5	3mgr à 3mgr,40
Eau désulfurée par			
CO3Pb :..........	Iode	0cc,6	0cc,6
	Soufre (hyposulfite).	3mgr,84	3mgr,84
			(moyenne 3,60)

Ce tableau montre assez de concordance pour ce qui concerne l'hyposulfite ; les résultats sont moins constants pour l'hydrogène sulfuré.

Nous n'entrerons dans aucun détail sur les autres principes des eaux d'Aix, et nous donnons ci-dessous les résultats analytiques :

		Eau de soufre.	Eau d'alun.
Dépôt produit par l'ébullition.	CO3Ca............	0,1894	0,1623
	CO3Mg	0,0105	0,0176
	CO3Fe............	0,0010	0,0008
	Silice............	»	0,0175
		0,2009	0,1982

(1) 1cc de la solution d'iode correspond à 1cc 116 d'hydrogène sulfuré, soit 0gr,0017, ou bien à 0,0016 de soufre (supposé à l'état de H2S). Il correspond en outre à 0gr 0064 de soufre à l'état d'hyposulfite, soit à 0,0158 d'hyposulfite de sodium S2O3Na2, d'après l'équation :

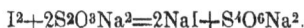

$$I^2 + 2S^2O^3Na^2 = 2NaI + S^4O^6Na^2.$$

Matières dissoutes après le dépôt des carbonates.	Silice............	0,0479	0,0365
	Chlore...........	0,0179	0,0166
	Ac. sulfur. (SO⁴)....	0,1503	0,1313 (1)
	Ac. phosph. (PO⁴)..	0,0040	traces
	Calcium..........	0,0280	0,0298
	Magnésium........	0,0167	0,0104
	Sodium...........	0,0227	0,0284
	Aluminium....... .	0,0013	0,0000534
		0,2888	0,25305

Matières non dosées.	Lithium...........	traces	traces
	Potassium........	douteux	douteux
	Strontium........	douteux	douteux
	Iode..............	douteux	traces
	Matières organiques.	variable.	

Ces résultats directs de l'analyse peuvent être groupés comme il suit. Nous ferons observer à cet égard que nous n'envisageons ce groupement que comme une manière de représenter les résultats et un moyen d'établir la balance entre les éléments acides et les éléments basiques. Dans le tableau ci-dessous, nous faisons figurer, en outre, les autres données concernant les eaux d'Aix.

	Eau de soufre.	Eau d'alun.
Température...........	43°,5	44°,6
Hydrogène sulfuré libre..	3mgr,37 à 4mgr,43	3mgr,74
	(ou 2cc,23 à 2cc,7)	(ou 2cc,46)
Soufre (à l'état d'hyposul.)	3mgr,84	3mgr,60
Azote.................	13cc,03	12cc,5
Gaz carbonique.........	0gr,09322	0gr,0882
	ou 47cc,15	ou 44cc,59
Carbonate de calcium....	0,1894	0,1623
— de magnésium.	0,0105	0,0176
— ferreux	0,0010	0,0008
Silice	»	0,0175
	0,2009	0,1982

(1) Pour rendre comparables les sels oxygénés et les sels haloïdes, nous représentons dans le calcul des analyses l'élément acide par le reste oxygéné combiné au métal, et l'élément basique par le métal lui-même. La somme de ces éléments doit être la même que la somme des sels après le groupement hypothétique des éléments, en supposant qu'il n'y ait aucune erreur d'analyse. C'est ce qui n'a pas lieu lorsque l'on rapporte les résultats de l'analyse aux acides anhydres et aux oxydes ; en effet, SO³ n'est pas comparable à Cl.

Silice....................	0,0479	0,0365
Sulfate de calcium.......	0,0928	0,0781
— de magnésium....	0,0735	0,0493
— de sodium	0,0327	0,0545
— d'aluminium	0,0081	0,0003
Chlorure de sodium......	0,0300	0,0274
Phosphate calcique	0,0066	traces
	0,2916	0,2461
Total des principes fixes par litre..............	0,4925	0,4443
Total observé.....	0,4975	0,44525

La quantité de matière organique tenue en dissolution dans ces eaux est très-variable. On en a trouvé une fois 0ᵍʳ, 310 par litre. Ce poids a été obtenu en calcinant légèrement le résidu de l'évaporation, reprenant par l'eau acidulée et recueillant la partie insoluble sur un filtre taré. La perte de poids fournie ensuite par l'incinération indique la matière organique proprement dite, abstraction faite de ses cendres. Le chiffre trouvé est donc trop faible. Or, si l'on songe que la matière organique des eaux d'Aix renferme 54 °/₀ de matières minérales, comme on le voit ci-dessous, on comprend que sa présence plus ou moins abondante doive avoir une grande influence sur les résultats analytiques (notamment pour la silice, le fer, l'acide phosphorique).

Voici la composition sommaire de cette espèce de barégine, avec la proportion des éléments minéraux dans la matière organique elle-même supposée sèche :

	Pour 100 p. de cendres.	Pour 100 p. de barégine sèche.
Silice....................	37,44	20,20
Alumine..................	4,87	2,63
Oxyde de fer...........	10,00 (environ)	5,40
Chaux..................	34.31	18,53
Acide phosphorique......	1,65	0.89
Magnésie...............	traces	traces
Matières non dosées......	11,76	6,35
(CO_2,SO_4,CL, etc.)		
Matière organique	»	46,00
	100,00	100,00

En terminant, nous rendrons compte d'expériences faites sur la composition de l'air des cabinets de douches dans l'établissement d'Aix.

Un tonneau fonctionnant comme aspirateur était placé à l'extérieur du cabinet de douche dite d'*Enfer* ; l'air était aspiré par un long tube pénétrant dans le milieu de la pièce, qui était du reste complétement fermée. L'air aspiré traversait une série de flacons contenant la solution titrée d'iode, puis une solution d'iodure de potassium pour retenir l'iode entraîné, le tout étant maintenu dans de l'eau froide pour diminuer cet entraînement. L'air ne traversait ces solutions que bulle à bulle. L'une des expériences a duré 9 heures, une autre 16 heures : il avait passé 108 litres d'air dans la première et 70 litres dans la seconde. Pendant tout ce temps la douche était en pleine activité. La perte d'iode au titrage par l'hyposulfite de sodium indiquait la quantité d'hydrogène sulfuré contenu dans l'air aspiré. La première de ces expériences a indiqué $2^{mgr},28$ d'hydrogène sulfuré pour 100 litres d'air, soit environ 1 litre par 60 mètres cubes. La seconde en a donné $3^{mgr},38$ pour 100 litres d'air, soit 1 litre par 45 mètres cubes. Ces résultats ne doivent évidemment être considérés que comme approximatifs.

Eau de Marlioz. — Marlioz est situé à 1 kilomètre d'Aix ; les baigneurs de cette station s'y rendent et utilisent ses eaux comme boisson, en inhalations, en bains et en douches gutturales. La température de cette eau est de 11° ; sa saveur est fraîche et n'est point désagréable. L'eau est parfaitement limpide et incolore ; mais au contact de l'air elle se trouble, laisse déposer du soufre et dégage de l'hydrogène sulfuré.

La nature du principe minéralisateur de l'eau de Marlioz n'est pas la même que celle de l'eau d'Aix ; en effet, traitée par le nitroprussiate de sodium, elle donne après quelques instants une coloration pourpre, sans qu'il soit nécessaire d'y ajouter un alcali ; elle est donc minéralisée par un sulfure alcalin.

Son dosage sulfhydrométrique y indique la présence de 16^{mgr},8 de soufre, probablement sous la forme de sulfhydrate. Ce chiffre correspond à 17^{mgr},9 d'hydrogène sulfuré, ou à 29^{mgr},5 de sulfhydrate de sodium (NaHS) soit à 41^{mgr},1 de monosulfure (Na^{2}S).

Voici les résultats de l'analyse de cette eau par litre :

Carbonate de calcium ...	0,1912		
— de magnésium.	0,0011		
TOTAL du dépôt........	0,1923	Carbonates....	0,1923
Soufre (dosé par icde)..	0,0168	Sulfhyd. de sod.	0,0295
Silice.................	0,0260	Sulf. de sodium.	0,2631
Alumine (ferrugineuse).	0,0024	— de calcium.	0,0605
Sodium...............	0,0957	Chl. de magn.	0,0640
Calcium	0,0178	Iod. de sodium.	0,0015
Magnésium...........	0,0163	Silice.	0,0260
Iode..........	0,0013	Alumine......	0,0024
Chlore/...............	0,0478		0,6393
Acide sulfur. (SO^4).....	0,2206		
Principes restés dissous.	0.4446 (1)		
TOTAL GÉNÉRAL....	0,6369		

(1) Une partie de l'acide sulfurique dosé résulte de l'oxydation du sulfure alcalin ; la totalité des matières dosées est donc un peu supérieure au poids du résidu sec (0^{gr},4242) ; ce qui se conçoit, puisque le soufre du sulfure se trouve porté deux fois en compte. Si l'on retranche ce soufre du total ci-dessus, on trouve le nombre de 0,4278 qui se rapproche du poids du résidu.

Ces analyses, ainsi que celles des eaux de Challes, ont été faites sur la demande et aux frais du Ministère de l'Agriculture et du Commerce ; le travail de laboratoire a été fait au laboratoire de M. Wurtz, à la Faculté de médecine ; M. Wurtz a suivi en outre les expériences faites à Aix même ; nous lui exprimons ici notre reconnaissance pour l'appui et les conseils qu'il n'a cessé de nous prodiguer. Nous devons aussi remercier M. Vidal, médecin-inspecteur des eaux d'Aix, et M. Grand-Thorane, ancien directeur de l'établissement thermal, qui ont fait leur possible pour faciliter la mission dont nous étions chargé.

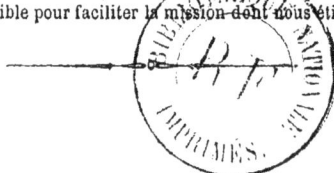

DOUCHEURS.

DÉSIGNATION DES DOUCHEURS QUI SONT AFFECTÉS AU SERVICE DES DOUCHES dites du *Soubassement*.	DATES.										DIFFÉRENCE.		RÉFLEXIONS.
Température extérieure prise à 10 h. du matin.	10 mai, 8°	1er juin, 21°	15 juin, 12°5	1er juillet, 21°	15 juillet, 27°	1er août, 19°	15 août, 16°	1er septemb. 19°	15 septemb. 14°	1er octobre, 17°	PLUS.	MOINS.	

Douche généralement tiède Nombre de douches données dans la matinée.	»	7	12	16	25	25	15	12	10	6			J'ai trouvé chez le doucheur M..., 12 pul moins à la fin de la saison thermale et les batt cœur, qui étaient faibles et parfois irréguliers, l'énergie et une grande régularité, dès les pre maines.
E. M., 45 ans, Pouls.......	92	84	92	80	84	86	84	80	80	80		12	La caloricité a été de 36° 5 au commencemen à la fin de la saison. Elle s'est élevée à 37° le 1
nerveux, bonne constitution. Température.	36°5	36°9	36°2	37°	37°	37°	38°	37°	36°4	36°5		»	à 38° le 15 août.
M. G., 35 ans, Pouls.......	80	72	62	68	76	74	76	64	64	64	»	16	Il y a, chez le doucheur G... 16 pulsations à la fin de la saison et la caloricité s'est é degré 5. Elle a été de 37° 5 pendant tout le mois
lymphatique sanguin. Température. B. C.	35°5	35°8	37°	37°5	37°5	37°4	37°	37°2	37°	37°	1° 1/2	»	et montait, à mesure que le pouls tendait à se

Bouillon douche chaude avec étuve. Nombre de douches.......	»	7	8	15	21	25	20	15	10	16			Le pouls, qui était à 64 pulsations au commer la saison chez le doucheur R. C..., s'est élevé juin et à 84, 72 et 84 en juillet et août, pour r à 60 pulsations le 1er octobre et donner ainsi 4 de moins, à la fin de la saison.
R. (G.), 39 ans, Pouls.......	64	76	72	84	72	72	74	84	80	60	»	3/10**	Le thermomètre s'est élevé, après le premi à la fin de la saison, pour s'abaisser de 3/10 octobre, chez le doucheur J..., affecté au l'étuve dite bouillon. Les battements du cœur é
nervoso-bilieux. Température. B. C.	36°7	37°8	37°2	37°	37°2	36°5	38°	37°	36°6	36°4			énergiques et le pouls marquait 92 pulsations, c cheur J... au commencement de la saison : le
C. J., 34 ans, Pouls.......	92	80	88	84	78	78	80	84	72	60	»	32	sations de moins le 1er octobre. Le doucheur doucheur R.... administrent quelquefois d douches avec étuve dans la matinée et séjou l'étuve pour y accompagner les malades.
sanguin bilieux. Température. B. C.	37°	38°	38°5	37°5	37°	37°4	37°5	36°9	37°	37°			La caloricité, qui est la même à la fin de la s élevée à 38° 5 le 15 juin et à 37° 5 le 1er juillet e

Douche généralement tiède. Nombre de douches.......	»	12	17	20	25	28	15	15	10	8			Le doucheur R. F..., jeune doucheur très chant aussi jusqu'à 25 malades dans la matiné à des travaux agricoles dans l'après-midi en heures de service, a 24 pulsations de moins, à saison.
R. F., 33 ans, Pouls.......	88	80	72	84	72	74	80	72	72	64	»	24	La caloricité s'élève à 38° le 15 juin, à 37° mois de juillet et d'août ; elle s'abaisse de 8/10 de la saison.
nervoso-bilieux. Température. B. C.	37°	37°	38°	37°4	37°1	37°2	37°4	37°2	36°6	36°2	»	8/10**	Chez le doucheur R..., ancien doucheur, rieux, se livrant, comme son jeune compagnon vaux agricoles, le pouls marque 20 pulsations la fin de la saison.
R. J., 48 ans, Pouls.......	84	76	68	84	72	64	74	62	74	64	»	20	Chez lui, la caloricité s'élève à 37° 4 en juin juillet et août. Au lieu de perdre 8/10**, comme compagnon de douche R. F..., il gagne 8/10**
bilioso-sanguin. Température. B. C.	36°2	37°4	37°	38°	36°4	38°	38°	37°6	37°	37°	»	8/10**	Les conditions de travail sont cependant les m ce doucheur est attaché à l'Etablissement d ans environ et R. F... ne l'est guère que depui Le doucheur R. J..., comme la plupart de nos est soumis à un régime alimentaire très-répar

DÉSIGNATION DES DOUCHEURS QUI SONT AFFECTÉS AU SERVICE DES DOUCHES dites du *Soubassement*.			DATES.										DIFFÉRENCE		RÉFLEXIONS.
Temperature extérieure			10 mai. 8°	1er juin, 21°	15 juin, 19°5	1er juillet, 24°	15 juillet, 27°	1er août, 19°	15 août, 16°	1er septemb. 19°	15 septemb. 14°	1er octobre. 17°	EN PLUS.	EN MOINS.	
Douche généralement tiède		Nombre de douches	»	10	10	10	15	20	25	15	10	5			Forte constitution, vie régulière. La lenteur d est un instant modifiée par l'activité du travail, il de 12 pulsations pour retomber à 48, son rythme r Les oscillations de la caloricité sont les même elles ne s'opèrent pas au même moment de la sais somme, ce doucheur qui travaille activement, qui encore chez lui à des travaux agricoles, est peu sionné par les fatigues de la saison.
	C. M., 43 ans, lymphatique sanguin, bonne constitution.	Pouls	48	56	48	60	64	54	52	52	52	48	»	»	
		Temperature	36°5	36°8	36°6	36°4	37°	38°	36°5	36°2	36°4	36°5	»	»	
	F. R., 38 ans, nerveux. B. C.	Pouls	80	92	100	88	100	88	90	100	72	72	—	8	Forte constitution. Type opposé à celui de son gnon. Actif, ardent, laborieux ; moins de régular la vie ; sueurs abondantes ; plus d'impressionnabi pouls s'abaisse de 8 pulsations et il suit pendant le les variations de la température : il monte à 100 pu quand la caloricité est à 38° 5 et à 38°. Les battem cœur ont perdu l'énergie qu'ils avaient au débu saison.
		Température	36°8	36°5	38°5	37°5	38°	37°8	37°5	37°5	37°	37°	2°	»	
Douche tiède ou chaude suivant les prescriptions médicales qui varient.		Nombre de douches	»	10	18	22	32	32	20	18	15	10			Ce doucheur douche seul ; il a un service très-fa douche quelquefois 32 malades dans la matinée et encore à des travaux agricoles pendant le jour. C le pouls a augmenté de 8 pulsations et la tempéra la fin est la même que celle du commencement de son. Le pouls s'est abaissé deux fois de 4 pulsat s'est élevé une seule fois à 96, la température étai presque au début de la saison ; il s'est maintenu à dant toute la saison.
	J. C., 36 ans, nerveux sanguin. B. C	Pouls	72	90	72	72	72	72	68	76	80	80	8	»	
		Température	36°9	38°2	36°7	37°6	37°	37°2	37°2	36°	37°	37°	1/10°	»	
Étuve dite Bouillon, douche toujours chaude.		Nombre de douches	»	12	15	16	28	40	25	15	12	8			La douche, dite Bouillon du Centre, se compo cabinet pour la douche et d'une étuve ; avec la dite d'Enfer, c'est le cabinet le plus chaud de l'É ment. On douche toujours avec de l'eau à 42 ou ce cabinet dont le service est extrêmement fatigue la température est généralement de 38 à 40 degrés Le doucheur J. G… est sanguin, fortement con se livre à des travaux agricoles dans la journée. I mis à des sueurs excessives. Son pouls s'est élevé p fois à 100 pulsations, vers le milieu de la saison. mois d'octobre seulement, que la caloricité s'est éle lui, au moment où la transpiration diminue sensi.
	J. G., 40 ans, sanguin lymphatique. B. C.	Pouls	80	62	84	78	100	92	100	92	80	80	»	»	
		Température	36°5	38°	36°4	36°4	36°6	36°4	36°3	36°4	36°2	37°	5/10°	»	

DÉSIGNATION DES DOUCHEUSES.	10 mai, 8°	1er juin, 21°	15 juin, 12°5	1er juillet, 24°	15 juillet, 27°	1er août, 19°	15 août, 16°	1er septemb. 19°	15 septemb. 14°	1er octobre, 17°	EN PLUS	EN MOINS	REFLEXIONS
					DATES.						DIFFÉRENCE		
Température extérieure........	8°	21°	12°5	24°	27°	19°	16°	19°	14°	17°			
N. D., 45 ans. Tempérament sanguin-bilieux, bonne constitution. — Nombre de douches.......	»	7	11	20	20	24	25	18	12	6			Il y a chez la doucheuse N. D... 4 pulsations de mo... à la fin qu'au début de la saison. Il y a peu de variations dans la caloricité. Après la sixième et après la douzième semaine, il... élévation du pouls et du thermomètre.
Pouls........	80	78	64	72	72	58	72	80	84	76	»	4	
Température.	36°5	36°7	37°	36°9	36°4	36°7	36°4	36°4	36°9	36°8	2/10e	»	
J. M., 55 ans. Tempérament sanguin-bilieux. B. C. — Pouls........	80	76	72	72	72	80	80	80	80	80			Chez la doucheuse J. M..., ancienne doucheuse, ha... tuée au service, le pouls est à 80 pulsations, à la fin com... au début de la saison. La caloricité s'élève sensiblem... jusqu'à la fin de la saison.
Température.	35°8	35°9	36°5	36°6	37°2	38°5	38°6	38°3	38°	37°7	4° 9/10m	»	
C. V., 43 ans, lymphatique. B. C. — Nombre de douches.......	»	7	9	12	14	16	24	28	10	7			Chez la doucheuse C. V... il y a 4 pulsations de p... à la fin qu'au commencement de la saison. La caloricité s'élève d'un demi-degré. Elle atteint... maximum d'élévation au bout de quinze jours de serv...
Pouls........	76	80	80	84	90	88	88	72	80	80	4	»	
Température.	36°5	38°	37°8	37°3	37°4	37°2	37°	37°2	37°	37°	1/2	»	
J. R., 53 ans, ancienne doucheuse. Constitution affaiblie par une affection valvulaire, rétrécissement et insuffisance mitrale et par un catarrhe pulmonaire chronique concomitant. — Pouls........	irrégulier, accéléré et difficile à compter, marquant 120 environ.										»	10	Il est impossible de compter exactement le pouls... la doucheuse J. R... tellement il est irrégulier. On com... approximativement 120 pulsations. Elle est atteinte, p... que depuis l'enfance, d'un catarrhe bronchique compl... actuellement d'asthme et d'emphysème pulmonaire,... s'amende sensiblement après les premières semaines... chaque saison thermale pour toute la saison, et qui re... rait avec la même intensité au printemps. L'état de cette doucheuse, qui est affectée au service... l'étuve et de la douche chaude et que je croyais impro... au service, s'améliore sensiblement vers le milieu de... saison, et le pouls, plus facile à compter, ne marque... que 100 pulsations à la fin de la saison. Elle nous fou... ainsi la preuve annuelle de l'action favorable des e... d'Aix dans certaines affections graves, organiques du co... La caloricité s'élève sensiblement. Elle augmente... 1 degré au mois d'octobre.
Température.	36°9	37°2	36°	36°5	36°5	36°	36°2	36°5	37°	38°	4° 1/10m	»	
J. T. 55 ans. Tempérament nerveux. B. C. — Nombre de douches.......	»	7	10	12	15	20	20	18	12	6			J. T..., ancienne doucheuse, est sujette à quel... irrégularités du pouls au commencement de cette sais... Elle est à l'âge de la ménopause. Sa douche est très-sui... le service en est fatiguant, parce qu'il est peu interro... et qu'il est prolongé. Il y a 6 pulsations de moins à la fin de la saison;... battements du cœur sont réguliers, ils ont aussi plu... natteté. Le thermomètre s'élève d'un degré 5/10me à la fin... la saison. Il s'est constamment maintenu entre 36°... 37°. On donne souvent la douche écossaise dans ce cabi...
Pouls........	86	86	76	80	80	84	80	82	80	80	»	6	
Température.	35°	36°7	37°3	36°5	36°5	37°	36°	36°8	37°	37°6	1° 5/10m	»	
L. D., 32 ans, jeune doucheuse. Tempérament lymphatique. B. C. — Pouls........	88	90	80	84	80	76	72	80	76	74	»	14	L'action des eaux et du massage a été éminemm... tonique pour la doucheuse D... qui a 14 pulsations... moins et 2 degrés de caloricité de plus à la fin de la... son.
Température.	36°5	37°8	37°	38°	37°6	37°9	38°	37°9	38°	38°2	4° 6/10m	»	

(Colonne de gauche, étiquettes verticales : Douche tiède. — Étuve, douche chaude. — Douche tiède.)

DÉSIGNATION.			10 mai, 8°	1er juin, 21°	15 juin, 12°5	1er juillet, 24°	15 juillet, 27°	1er août, 19°	15 août, 16°	8 septemb. 19°	15 septemb. 14°	1er octobre, 17°	EN PLUS.	EN MOINS.
	Température extérieure......													
Douche tiède. A. D., 45 ans, lymphatique, bonne constitution	Nombre de douches........		»	8	10	12	15	20	20	16	16	8		
	Pouls.......		88	92	92	100	88	88	80	88	80	88	»	4
	Température.		36°	35°6	35°5	35°	36°	36°4	36°	36°4	35°8	36°	»	»
M. B., 40 ans, tempérament nerveux. B. C.	Pouls.......		72	64	68	72	78	72	72	68	64	64	»	8
	Température.		36°	37°	37°9	37°4	37°	37°5	37°6	37°5	37°5	38°5	2°1/2	»
Douche tiède. A. M., 36 ans, robuste et active. B. C.	Nombre de douches........		»	9	15	25	30	30	28	16	12	8		
	Pouls.......		92	80	100	84	84	92	88	100	80	80	»	12
	Température.		36°6	36°5	37°	38°	37°5	37°4	37°	37°2	37°	37°6	1°	»
Petite piscine. P. T., 32 ans, tempérament nerveux. B. C.	Heures de bains..........		»	2	2	5	5	6	1 1/2	2	1	1		
	Pouls.......		80	80	76	80	80	108	80	92	80	72	»	8
	Température.		37°	37°2	38°	36°5	37°	36°7	37°	37°5	37°7	38°	1°	»
Grande piscine. C. G., 36 ans, lymphatique. B. C.	Heures de bains..........		»	4	4	8	8	8	5	6	5	3		
	Pouls.......		100	100	120	120	116	120	120	120	130	140	40	»
	Température.		36°6	37°	37°9	37°8	37°7	37°9	37°6	37°5	37°	27°	4/10°	»

RÉFLEXIONS.

Chez la doucheuse D., on n'observe aucune modification dans le pouls ni dans la caloricité. Le pouls est monté à 100 et s'est maintenu à 88 jusqu'à la fin de la saison.

Chez la doucheuse B., il y a 6 pulsations de moins à la fin qu'au commencement de la saison, 2 deg. de plus de caloricité.

La caloricité et la circulation suivent chez elle deux courants différents : la caloricité s'élève et le pouls se ralentit.

Chez la doucheuse A. M., il y a 12 pulsations de moins. Le pouls s'est élevé une fois à 100 pulsations. Je n'ai constaté cette élévation du pouls que chez 4 employés des douches et ce chiffre ne s'est pas maintenu. Elle a un degré de plus de caloricité, malgré les fatigues excessives de son service. La doucheuse A.-M. douche quelquefois 30 malades dans la matinée et jusqu'à 10 dans l'après-midi. La température de son cabinet de douche est généralement à plus de 35 degrés; il s'y dégage beaucoup de vapeur. Elle douche seule. Elle a donc un service très-actif, peut-être le plus fatiguant de l'établissement d'Aix.

La baigneuse P. est sujette chaque année à de légers troubles gastriques vers le 15 août, avec une poussée eczémateuse assez généralisée; à mesure que la durée du séjour dans la piscine augmente, la température du corps s'abaisse et le pouls s'élève jusqu'à 100 pulsations. Elle entre tous les jours dans la piscine et y séjourne pendant 3, 4 et même 6 et 8 heures.

La baigneuse C. séjourne dans l'eau jusqu'à 8 heures consécutives, donnant des leçons de natation. Elle a des battements énergiques du cœur, les lèvres bleuâtres, violacées, la respiration rapide. Elle fait néanmoins son service sans la moindre fatigue et dort bien. Le pouls, qui est déjà très-rapide, s'accélère de 40 pulsations et la température acquiert un demi-degré d'élévation.

Continuation des Observations faites en 1874, reprises en 1875, sur la moitié des mêmes Employés.

(N° 2 DOUCHE CHAUDE ET ÉTUVE, N° 3 DOUCHE TIÈDE.)

Hommes.

	DÉSIGNATION.		DATES ET DEGRÉS DE LA TEMPÉRATURE EXTÉRIEURE.											DIFFÉRENCE		RÉFLEXIONS.
	Température extérieure........		10 mai, 20°	22 mai, 20°	6 juin, 21°	21 juin, 15°	4 juillet, 16°	20 juillet, 20°6	1er août, 20°6	15 août, 21°	8 septemb. 18°2	20 septemb. 20°	2 octobre, 11°5	EN PLUS.	EN MOINS.	
Douche tiède.	R. J., 48 ans,	Nombre de douches........	»	4	6	Pluie. 20	Pluie. 15	Pluie. 20	20	16	15	8	3			4 pulsations de moins en 1875 au lieu de 20 en 1874.
		Pouls........	88	80	76	68	76	84	72	80	72	76	»	»	4	Température. —7/10ᵐᵐ de plus au lieu de 8 en
		Température .	36°7	36°4	36°3	35°6	35°	36°	36°4	36°	36°3	37°	»	7/10ᵐ	»	
	R. F.,	Pouls........	80	76	60	88	64	80	80	60	80	70	72	»	8	8 pulsations de moins au lieu de 24. Température. —8/10ᵐᵐ de plus au lieu de 8 de
		Température .	36°2	36°4	37°	36°4	37°	37°	37°1	37°3	37°	38°	37°	8/10ᵐ	»	en 1874.
Étuve et douche.	J. C.,	Nombre de douches........	»	8	8	17	15	30	32	24	20	10	6			8 de moins au lieu de 32. Le pouls est à 80 pu au commencement de la saison, au lieu de 92, et l tère des battements s'est sensiblement modifié ; devenus normaux.
		Pouls........	80	84	80	88	76	74	64	80	68	66	72	»	8	La température n'a pas subi les mêmes modif que l'année dernière, elle est restée la même.
		Température .	36°4	37°	37°	36°3	36°	37°	36°3	36°	36°2	36°1	36°2	»	2/10ᵐ	
	R. C.	Pouls........	80	92	92	84	74	76	84	68	66	60	76	»	4	4 pulsations de moins, comme en 1874.
		Température .	36°3	36°3	37°1	36°4	37°2	36°3	37°2	36°3	37°	36°3	37°2	9/10ᵐ	»	Température. —9/10ᵐᵐ de plus au lieu de 3/10ᵐ

OBSERVATIONS FAITES EN 1875. — Femmes.

DÉSIGNATION	10 mai, 20°	22 mai, 20°	6 juin, 26°	21 juin, 18°	4 juillet, 16°	20 juillet, 29°8	1er août, 20°6	15 août, 26°	8 septemb. 18°2	20 septemb. 29°	2 octobre, 25°5	EN PLUS	EN MOINS
Douche tiède généralement.													
T. J. — Nombre d'opérations.....	»	5	4	15	16	24	20	16	20	9	3		
Pouls......	88	84	76	80	80	80	80	76	76	75	80	»	8
Température.	36°2	36°	37°1	36°	36°	36°5	36°	37°	36°	37°	36°5	3/10°°	»
D. L. — Pouls........	84	80	76	64	80	80	72	72	72	72	68	»	16
Température.	37°	36°2	37°1	36°	36°	36°5	38°	37°	37°1	37°	37°	»	»
Douche et étuve.													
V. C — Nombre de douches......	»	4	4	14	14	20	16	15	10	8	3		
Pouls........	92	84	84	68	76	76	84	72	76	76	68	»	24
Température.	36°3	37°	37°2	35°	37°	36°	37°	36°	36°3	36°4	37°3	4	»
G. J., doucheuse de 4me année. Tempérament lymphatique, bonne constitution. — Pouls......	88	100	88	80	76	80	84	92	96	84	80	»	»
Température.	37°	36°	37°1	36°	36°	36°5	36°	36°	36°3	37°4	37°		
Petite piscine.													
P. T. — Durée du bain..........	»	»	4 h.	2 h.1/2	4 h.	2 h.1/2	3 h.1/2	2 h.1/2	4 h.	3 h.	»		
Pouls........	100	90	84	100	80	80	100	96	84	80	80	»	20
Température.	36°	36°	37°4	37°2	36°	36°	36°	36°4	36°4	37°2	36°2	2/10°°	»
Grande piscine.													
C. G. — Heures de bain..........	»	3 h.1/2	5 h.	5 h.	4 h.	5 h.	6 h.	8 h.	4 h.1/2	4 h.	2 h.		
Pouls........	120	120	120	104	92	100	120	104	108	104	128	8	»
Température.	37°3	36°8	39°	36°	37°	37°	37°	37°	36°3	37°4	37°3	»	»

RÉFLEXIONS

Le nombre des pulsations s'est ralenti comme en 88 au lieu de 80.

La caloricité est beaucoup moins élevée qu'en 18...

Chez la doucheuse D... la caloricité reste la [même], mais le pouls se ralentit de 16 pulsations.

Cette doucheuse, qui avait 4 pulsations de plus à la fin de la saison, en a 24 de moins cette année. La caloricité est restée la même.

Il est difficile d'apprécier les causes de cette dif[férence].

Chez la doucheuse G... la température finale est même que celle du début de la saison, après avo[ir] beaucoup baissé dans le mois de juillet, pendant que [le pouls] s'accélérait sensiblement. La doucheuse G.. doucheuse de première année, qui a été un peu é[prouvée] par ce service tout nouveau pour elle. Elle en a [éprouvé] une certaine fatigue, est devenue un peu pâle à l[a fin de] la saison. Elle a eu deux ou trois poussées d'eczéma les mois de juillet et d'août, un peu de fièvre e[t] sans être obligée d'interrompre son service.

Le pouls, qui était à 88 au mois de mai, est des[cendu à] 80 au mois d'octobre.

Il y a chez ces deux baigneuses une grande activ[ité cir]culatoire, même au début de la saison, avant d'êv[oluer] gné. Le pouls est à 100 chez l'une et 120 chez l'au[tre]. [La] menstruation est fréquente et abondante. Elles [restent] dans le bain en tout temps et y séjournent même [plusieurs] huit heures consécutives.

Il y avait chez l'une 8 pulsations de moins [en 18..] et chez l'autre 40 de plus. Cette année, celle-ci qui ava[it] [pul]sations de plus en a 20 de moins, et celle qui [avait] 40 de plus n'en a eu que 8 de plus.

La température a été très-peu modifiée chez [l'une]; chez l'autre.

Ces deux observations ne permettent pas de t[irer des] conclusions absolues en ce qui touche la cir[culation]; néanmoins j'ai observé depuis longtemps que la cir[culation] était généralement accélérée par le bain chez les [malades] qui prennent les eaux d'Aix en bains seulement, sa[ns] usage des douches pendant quelques semaines.

Nota. — La saison de 1875 a été très-pluvieuse et la to[talité] des eaux s'est abaissée sensiblement pendant quelques [jours]. Elle s'est abaissée de plus de 10 degrés pendant quelques [heures] le fait des infiltrations pluviales contre lesquelles on ne pe[ut se] garantir. Il y a eu dès lors des interruptions forcées dans [le service] et une diminution dans l'activité minérale, qui s'est fait [sentir sur] la plupart des malades et sur les employés.